中医临床必读丛书

兰室秘藏

金·李东垣 撰

文 魁 丁国华 整理

人民卫生出版社

图书在版编目（CIP）数据

兰室秘藏/金·李东垣撰　文魁等整理.—北京：人民卫生出版社，2005.5

（中医临床必读丛书）

ISBN 978-7-117-06706-5

Ⅰ.兰…　Ⅱ.①李…②文…　Ⅲ.中医学临床-经验-中国-金代　Ⅳ.R24

中国版本图书馆 CIP 数据核字（2005）第 020842 号

门户网：www.pmph.com	出版物查询、网上书店
卫人网：www.ipmph.com	护士、医师、药师、中医师、卫生资格考试培训

版权所有，侵权必究！

中 医 临 床 必 读 丛 书

兰 室 秘 藏

撰　　者：金·李东垣
整　　理：文　魁　丁国华
出版发行：人民卫生出版社（中继线 010-59780011）
地　　址：北京市朝阳区潘家园南里 19 号
邮　　编：100021
E - mail：pmph @ pmph.com
购书热线：010-59787592　010-59787584　010-65264830
印　　刷：三河市君旺印务有限公司
经　　销：新华书店
开　　本：850×1168　1/32　印张：5.75
字　　数：99 千字
版　　次：2005 年 8 月第 1 版　2025 年 1 月第 1 版第 20 次印刷
标准书号：ISBN 978-7-117-06706-5/R·6707
定　　价：11.00 元

打击盗版举报电话：010-59787491　E-mail：WQ @ pmph.com
（凡属印装质量问题请与本社市场营销中心联系退换）

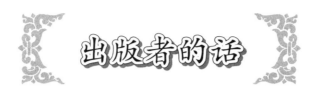

出版者的话

中医要发展创新,提高临床疗效是必由之路。而提高临床疗效的捷径,就是继承前人宝贵的诊疗理论和丰富的临床经验。古今大凡著名医家,无不是在熟读古籍,继承前人经验的基础上而成为一代宗师的。厚积薄发,由博返约,是读书成才的必然过程。步入 21 世纪,中医的发展与创新仍然离不开继承,而继承的第一步必须是熟读中医古籍,奠定基础。这好比万丈高楼,筑基必坚;参天大树,扎根必深。

为了在新世纪进一步发展中医,提高中医临床疗效水平,针对目前中医现状,国家中医药管理局启动了"优秀中医临床人才研修项目"。该计划首批精选培养名中医 200 名左右,期望在新世纪再培养一大批中医临床大家,为我国人民的医疗保健再做贡献。做临床,必读古籍;做名医,更需要熟悉古籍并能灵活应用。为了适应中医临床人才培养计划,我们从"优秀中医临床人才研修项目"必读书目中精选了中医各科必读的 20 种重点古籍,重加整理出版,编成《中医临床必读丛书》。本丛书所选精当,涵盖面广,多为历代医家推崇,尊为必读经典著作,在中医学发展的长河中,占有重要的学术地位。

本次整理突出了以下特点:①力求原文准确,每种医籍均由各科专家遴选精善底本,加以严谨校勘,为读者提供精确的原文。②原则上只收原文,不作校记和注释,旨在使读者在研习之中渐得旨趣,体悟真谛。③每书撰写了导读,介绍该书的作者生平、成书背景、学术特点;及对临床的指导意义以及如何学习运用等内容,提要钩玄,以启迪读者。为便于读者检索,书后附以索引。

期望本丛书的出版,能真正起到读古籍,筑根基,做临床,提疗效的作用,有助于中医临床人才的培养和成长,以推动我国中医药事业的发展与创新。

人民卫生出版社

2005 年 3 月

序

  中医药学是具有中国特色的生命科学，是科学与人文融合得比较好的学科，在人才培养方面，只要遵循中医药学自身发展的规律，只要把中医理论知识的深厚积淀与临床经验的活用有机的结合起来，就能培养出优秀的中医临床人才。

  近百余年西学东渐，再加上当今市场经济价值取向的作用，使得一些中医师诊治疾病，常以西药打头阵，中药作陪衬，不论病情是否需要，一概是中药加西药。更有甚者不切脉、不辨证，凡遇炎症均以解毒消炎处理，如此失去了中医理论对诊疗实践的指导，则不可能培养出合格的中医临床人才。对此，中医学界许多有识之士颇感忧虑而痛心疾首。中医中药人才的培养，从国家社会的需求出发，应该在多种模式多个层面展开。当务之急是创造良好的育人环境。要倡导求真求异，学术民主的学风。国家中医药管理局设立了培育名医的研修项目，首先是参师襄诊，拜名师制订好读书计划，因人因材施教，务求实效。论其共性则需重视"悟性"的提高，医理与易理相通，重视易经相关理论的学习；还有文献学、逻辑学，生命科学原理与生物信息学等知识的学习运用。"悟性"主要体现在联系临床，提高思想思考思辩的能力，破解疑难病例获取疗效。再者是熟读一本临证案头书，研修项目精选的书目可以任选，作为读经典医籍研修晋阶保底的基本功。第二是诊疗环境，我建议城市与乡村、医院与诊所、病房与门诊可以兼顾，总以多临证多研讨为主。若参师三五位以上,年诊千例以上,必有上乘学问。第三是求真务实,"读经典做临床"关键在"做"字上苦下功夫,敢于置疑而后验证、诠释进而创新,诠证创新自然寓于继承之中。

中医治学当溯本求源,古为今用,继承是基础,创新是归宿,认真继承中医经典理论与临床诊疗经验,做到中医不能丢,进而才是中医现代化的实施。厚积薄发、厚今薄古为治学常理。所谓勤求古训、融汇新知,即是运用科学的临床思维方法,将理论与实践紧密联系,以显著的疗效、诠释、求证前贤的理论,寓继承之中求创新发展,从理论层面阐发古人前贤之未备,以推进中医学科的进步。

综观古往今来贤哲名医均是熟谙经典,勤于临证,发遑古义,创立新说者。通常所言的"学术思想"应是高层次的成就,是锲而不舍长期坚持"读经典做临床"在取得若干鲜活的诊疗经验的基础上,应是学术闪光点凝聚提炼出的精华。笔者以弘扬中医学学科的学术思想为己任而决不敢言自己有什么学术思想,因为学术思想一定要具备有创新思维与创新成果,当然是在继承为基础上的创新;学术思想必有理论内涵指导临床实践,能以提高防治水平;再者学术思想不应是一病一证一法一方的诊治经验与心得体会。如金元大家刘完素著有《素问玄机原病式》,自述"法之与术,悉出《内经》之玄机",于刻苦钻研运气学说之后,倡"六气皆从火化",阐发火热病证脉治,创立脏腑六气病机、玄府气液理论。其学术思想至今仍能指导温热、瘟疫的防治。SARS 流行时,运用玄府气液理论分析证候病机,确立治则治法,遣药组方获取疗效,应对突发公共卫生事件造福群众。毋庸置疑刘完素是"读经典做临床"的楷模,而学习历史,凡成中医大家名师者基本如此,即使当今名医具有卓越学术思想者,亦无例外,因为经典医籍所提供的科学原理至今仍是维护健康防治疾病的准则,至今仍葆其青春,因此"读经典做临床"具有重要的现实意义。

值得指出,培养临床中坚骨干人才,造就学科领军人物是当务之急。在需要强化"读经典做临床"的同时,以唯物主义史观学习易经易道易图,与文、史、哲、逻辑学交叉渗透融合,提高"悟性"指导诊疗工作。面对新世纪东学西渐是另一股潮流,国外学者研究老聃、孔丘、朱熹、沈括之学,以应对技术高速发展与理论相对滞后的矛盾日趋突出的现状。譬如老聃是中国宇宙论的开拓者,惠施则注重宇宙中一般事物的观察。他解释宇宙为总包一切之"大一"与极微无内之"小一"构成,大而无外小而无内,大一寓有小一,小一中又涵有大一,两者相兼容而为用。如此见解不仅对中医学术研究具有指导作用,对宏观生物学与分子生物学的链接,纳入到系统复杂科学的领域至关重要。近日有学者撰文讨论自我感受的主观症状对医学的贡献和医师参照的意义;有学者从分子水平寻求直接调节整体功能的物质,而突破靶细胞的发病机制;有医生运用助阳化气,通利小便的方药能同时改善胃肠症状治疗幽门螺杆菌引起的胃炎,还有医生使用中成药治疗老年良性前列腺增生,运用非线性方法,优化观察指标,不把增生前列腺的直径作为惟一的"金"指标,用综合量表评价疗效而获得认许,这就是中医的思维,要坚定地走中国人自己的路。

人民卫生出版社为了落实国家中医药管理局设立的培育名医的研修项目,把研修项目精选的20种古典医籍予以出版,为我们学习提供了便利条件,只要我们"博学之,审问之,慎思之,明辩之,笃行之",就会学有所得、学有所长、学有所进、学有所成。治经典之学要落脚临床,实实在在去"做",切忌坐而论道,应端正学风,尊重参师,教学相长,使自己成为中医界骨干人才。名医不是自封的,需要同行认可,而社会认可更为重要。让我们互相勉励,为中国中医名医战略实施取得实效多做有益的工作。

王永炎

2005 年 7 月 5 日

导　读

　　《兰室秘藏》是金元四大医家李东垣的代表作之一，与其《脾胃论》一起，在浩如烟海的古医籍中占有重要的地位，是学习中医临床、研究脾胃学说的必读之书。本书对后世的影响很大，其中许多方剂为作者独创，不但临床效果显著，而且对当今中医临床选方用药亦有很大的指导意义。

一、《兰室秘藏》与作者

　　书名"兰室秘藏"之意，取《素问·灵兰秘典论》"藏灵兰之室"一语，即藏于芳香高雅的室内，表示所藏之物有很高的珍藏价值。本书初刊于元至元十三年（1276），是其弟子罗天益在东垣卒后 25 年刊行的，据《四库全书总目提要》曰，此书为东垣临终时交付天益的。故此，书名当为罗天益在刊行时所加。

　　本书共三卷。分饮食劳倦、中满腹胀、心腹痞、胃脘痛、眼耳鼻、内障眼、齿咽喉、妇人、疮疡等 21 门。每门之下，先有总论，其内容是以证候为主，详论各证候的病源和治疗原则，后载各种处方。因此本书的性质类似现在的证候治疗学。

　　本书作者李杲，字明之，晚号东垣老人，习称李东垣，金时真定（今河北正定）人。生于公元 1180 年（金大定二十年），卒于公元 1251 年（淳祐十一年），享年 71 岁，为金代著名的医学家。东垣年少聪颖，博学强记。通《春秋》、《书》、《易》

（《畿辅通志·杂传》），尤爱医药。20多岁时其母患病，东垣请遍诸医为母诊治，然而不但没有治好，就连得的什么病也不知道。为此，他"痛悼不知医理而失其亲"，发誓："若遇良医，当力学以志吾过"。当时，著名医家张元素医名鼎盛，东垣便"捐金帛"从其学。

张元素对《内经》很有研究，主张治病从辨识脏腑的虚实着手，根据气候和病人的体质灵活用药，东垣尽得其学。在张元素脏腑辨证学说的启示下，东垣阐发《内经》"土者生万物"的理论，提出了"人以胃气为本"的学说，强调脾胃在精气升降中的重要作用，以脾胃为元气之所出，相火为元气之贼，"火与元气不两立，一胜则一负"，因而发明了升阳泻火和甘温除热的用药法度，被后世称为"补土派"，与张子和、刘河间、朱丹溪齐名，合称金元四大家。

东垣生平著述颇多，据史料记载不下十余种，但多有散佚。存世而广为流传的有《内外伤辨惑论》、《脾胃论》、《兰室秘藏》、《医学发明》、《活法机要》、《东垣先生试效方》等。《兰室秘藏》是他的代表作之一。

二、主要学术特点及对临床的指导意义

《兰室秘藏》是东垣长期临床实践的经验总结，其中充分反映了他的学术思想，在治疗内科病的饮食劳倦所伤、脾胃虚损、中满腹胀、胃脘痛、心腹痞、酒伤、消渴病、头痛、呕吐、腰痛、大便燥结、小便淋闭、泻痢、自汗，五官科的眼内障、口齿，妇科的经闭不行、经漏不止，儿科的惊证、瘢疹，外科的痔漏，以及各种杂病均体现了独特的治疗方法。

1. 补脾益胃，升发元气的治疗方法

东垣的学术观点重视脾胃，认为脾胃是元气之本。他在《脾胃论》中说："脾胃之气即伤，而元气亦不能充，而诸病之

所由生也。"意思是：脾胃是元气之源，元气又是人身之本，脾胃伤则元气衰，元气衰则疾病便由此而发生。因此，他在临床治疗中以"补益脾胃，升发元气"为总则，抓住"脾胃"这个根本问题进行各种疾病的治疗。如书中"胃脘痛门"，列举了草豆蔻丸、神圣复气汤和麻黄豆蔻丸三方，均属祛寒理气之剂，用以治疗胃寒脘痛者。但三方证的具体病情不尽相同：草豆蔻丸证，是秋冬寒凉复气，脾胃虚弱，元气不能卫护其外，所以用草豆蔻、吴茱萸、益智仁等合而补中益气，成为补虚止痛、益肺祛寒的方法。神圣复气汤证，是"寒水来复，火土之雠"，即脾肾阳虚，寒水反盛，又有阴火上冲的错杂病情，所以用人参四逆配合益气升阳，又加甘寒除热药，成为脾肾肝三阴兼治的方法。麻黄豆蔻丸证，是中虚气滞，客寒犯胃，所以用麻黄、吴茱萸、草豆蔻、益智仁合而补中益气，是表里两顾的方法。这些方药，有一个共同点，即顾护中气，是东垣有别于其他人一般胃痛用药之处。

又如"衄血吐血门"，东垣谓：衄血者出于肺，咯唾血者出于肾，痰涎血者出于脾，呕血者出于胃。并有相应的治疗方药。如人参饮子，是益气敛阴，引血归经之剂，为脾胃虚弱，气不摄血的治法。三黄补血汤，是甘辛温微苦，峻补其血之剂，为大失血后的将补方法。救脉汤，为补中益气的变通方，治疗肺气劳伤，咳嗽吐血。黄芪芍药汤，益气升阳，两调脾肺，是为衄血多而肺气虚寒者设法。以上各方总起来看，对吐衄血证，重视顾护脾胃，均有根本性意义。

在其他各科的治疗中，东垣同样讲究补益脾胃升发元气，降纳阴火。如在眼科病的论述中，用圆明内障升麻汤治"得之脾胃元气虚弱，心火与三焦俱盛，饮食不节，形体劳役，心不得休息"所致的内障。用甘熟地黄丸治"血弱阴虚不能著心，致心火旺，阳火甚，瞳子散大。"在外科方面，以圣愈汤治"诸恶疮出血多，而心烦不安，不得睡眠"；以黄芪肉桂柴胡酒煎汤治"附骨痛，坚硬漫肿，不辨肉色，行部作痛，按之大痛。"在儿科方面，以黄芪汤治"由久泻，脾胃泻"之慢惊证。在妇科方面，用黄芪当归人参汤治"心气不足，脾胃虚弱"之经水暴漏；用益胃升阳汤治"经漏血脱"；用升阳举经汤治"经水不止"等等，均为补益脾胃，升发元气的常法。

2. 甘温除大热的治疗方法

东垣内伤学说的基本论点是脾胃受伤，脾胃伤则元气衰，元气衰则疾病由生，从而可以出现"阴火炽盛"的热中病证。其临床表现为："气高而喘，身热而烦，其脉洪大而头痛，或渴不止，其皮肤不任风寒而生寒热。"东垣认为这种热中病证是由于饮食失节，寒温不适，脾胃受伤；喜怒忧恐，损耗元气。即脾胃气虚，则下流于肾，阴火得以乘其土位所至。治疗这种内伤的热中病证，他认为，"唯当以辛甘之剂补其中而生其阳，甘寒以泻其火则愈矣。经曰：'劳者温之，损者益之。'盖温能除大热，大忌苦寒之药，损其脾胃。脾胃之证，始得则热中，今立治始得之证"（《脾胃论·饮食劳倦所伤始为热中论》）。为此创立了补中益气汤，以甘温之药补益脾胃，升其阳气，从而达到使阴火戢敛的目的。这种治疗方法被后世称为"甘温除热法。"

补中益气汤的药物组成为：黄芪、甘草、人参、当归、橘皮、升麻、柴胡、白术。方中黄芪用量最多，因肺为气之本，重用黄芪以补肺气，益皮毛而固腠理，不令自汗损其元气，故为主药；脾为肺之母，脾胃一虚，则肺气先绝，故补以人参、甘草，泻火热而补胃中的元气。东垣曰："又黄芪与人参、甘草三味，为除湿热、烦热之圣药。"白术燥湿健脾，亦可助黄芪补中益气。气为血帅，血为气母，又以当归和血脉调营，助参、芪益气养血。佐以陈皮行气和胃，醒脾调中，使芪、参补而不

4

滞；用升麻、柴胡升举下陷的阳气。《本草纲目》云："升麻引阳明清气上行，柴胡引少阳清气上行，此乃禀赋素弱，元气虚馁，及劳役饥饱，生冷内伤，脾胃引经最要也。"少阳清气即风木春生之气，得柴胡之升发，则春生之气萌发；阳明中土为万物之本，阳明清气即长养之气，脾胃中土得升麻之升发，则长养之势向上不息。脾胃下陷之清阳可举，水谷精微亦不下流成湿，而上升于肺，以充养全身。全方补脾益气，升阳调中，使脾气健运，升降有序，气机畅达，阳气不得闷郁故身热乃自可解。这些便是东垣甘温除热，补中益气汤的用意所在。

本方现今临床上仍在广泛应用，如可用本方治疗脾胃气虚，中气不足，气虚下陷的胃下垂、脱肛、子宫脱垂等病证，以及久泻久痢的中气下陷者，均有较好疗效。同时，对于素体气虚，易患感冒，或气虚外感发热不退，身倦多汗，舌淡苔白等症，亦可用本方治疗。但需注意的是：东垣用本方治发热，不是外感六淫所化之火热，而是脾胃气虚，水谷精微下流成湿，抑遏下焦阳气，不得升发，使之郁而生热的"热"。同时还要注意，东垣谓此方的本证是"始得之证"，即脾胃气虚，脾湿下流抑遏阳气的开始，症属不重；或此种发热，每因遇劳而发或加重；或脾胃气虚，气血生化不足，影响卫气的固密，外邪乘虚而入，兼见外感的发热。而对于阳虚或气虚的外感发热及血虚发热等，则不是本证的"发热"，自不能用本方治疗。学习时一定要掌握其要点，抓住该方的主旨。

3. 升阳散火的治疗方法

升阳散火的治疗方法是针对脾胃气虚，中气下陷，不能上行阳道，阴火反上乘，充斥于肌表，而又不能发越时，东垣根据《素问·六元正纪大论》"火郁发之"的原理，在甘温益气的基础上，配合辛散之药，以发越被郁遏之郁火，治本而兼顾其标。这种治疗方法，被后世称为"升阳散火法"。本书的代表方是柴胡升麻汤。

柴胡升麻汤由升麻、葛根、独活、羌活、白芍、人参、炙甘草、柴胡、防风、生甘草组成。是东垣治疗男子、妇人四肢发热，肌热，筋骨热，表热如火燎，扪之烙手的方剂。这种病证多因胃虚过食生冷，抑遏阳气于脾土所致。脾主肌肉，又主四肢，所以在形气不足、常畏风寒的同时，又有燥热发于肌表，所以见四肢发热、肌热、筋骨间热、表热如火燎于肌肤，扪之烙手等症。本方用人参、炙甘草之甘温益气，并用升麻、柴胡、葛根，升引脾胃中清气，使之上行阳道，亦能引甘温之气味上行，使元气充实腠理，阳气得卫外而为固，此为治其本。配伍羌活、独活、防风等诸风药，以取其升发阳气以滋肝胆之用。东垣认为：“泻阴火以诸风药，升发阳气以滋肝胆之用，是令阳气升，上出于阴分，末用辛甘温药，接其升药，使大发散于阳分，而令走九窍也。”（《脾胃论·脾胃胜衰论》）可见东垣用药之奥妙所在。实际上，此法即是升阳与和营两者的配合，成为辛甘温发散之剂，以发越脾土之郁遏，亦发越郁于肌表之燥热，使郁者伸而阴火散。同时佐以生甘草，泻火而缓急迫，对燥热尤宜。更加白芍药合人参能补脾肺，合甘药能化阴敛阴，寓升于散，有制约调节之义，这也是东垣治疗此证不同于其他一般辛温解表的关键所在。

本书中尚有火郁汤等方，同属升阳散火法，但治之症状较轻者，其用药亦较轻灵，为法同而方异。

三、如何学习《兰室秘藏》

本书是一部临床实验录，纵观全书的内容，从临床实际出发，将所见之病一一记录在案，对其病因病机引经而叙，对其治疗设定大法，但根据其临床表现不同又各有治法，创制了许多独具特色的方剂和治法。东垣对临床许多疾病，都有他独特的见解，将"内伤脾胃，百病由生"的观点，运用到内、外、妇、儿等各科疾病的治疗中。如何读懂《兰室秘藏》，应重点掌握以下两点：

1. 全面学习东垣的医学著作，融通其学术思想

东垣是一位医学大家，他的学术成就，主要在于开创了内伤脾胃学说。他在当时张仲景伤寒学说的基础上，提出了内伤学说，从此完备了中医临床外感与内伤的证治体系。他的学术观点贯穿于他所有的医学著作中，集中体现在《内外伤辨惑论》、《脾胃论》和《兰室秘藏》中。如在《内外伤辨惑论》中提出了内伤病与外感病的不同形证，及其病理变化。指出：外感风寒，六淫之邪，主要伤形，为有余之病；而劳役所伤，饮食失节，主要伤气，为元气不足之病。因此，外感病变，皆初为伤寒，传为热中；内伤之病，却初为热中，末传寒中。说明了外感的热中病与内伤的热中病是截然不同的。而在《脾胃论》中又提出了治疗内伤的热中病证要用"辛甘之剂补其中而升其阳"，从而创立了补中益气汤，以甘温之药补益脾胃，升其阳气，使阴火戢敛而热退。东垣在《兰室秘藏》中对各科病症的治疗中大体贯穿这一主导思想，如升阳汤治"膈咽不利，逆气里急，大便不行"的病症，方以黄芪、升麻为主，重在补气升阳，因气逆里急诸证，统为清阳不升，浊阴不降所致。用补气升提之法，可补脾胃之元气，提升下陷之清阳，从而浊阴得降，诸证以除。可见他的学术思想是不断完善和加以成熟的，并运用到临床实践中。

东垣学术思想的理论基础来自于《内经》，实践于临床。《兰室秘藏》一书的内容极大地充实了《内外伤辨惑论》、《脾胃论》的内容，如果说《内外伤辨惑论》、《脾胃论》两书是在病因、症状、治法上阐述"土为万物之母，脾胃为生化之源"的理论观点，而《兰室秘藏》则是在具体病症的治疗上加以完备这一学说。所以不能孤立地学习某一部书，只读一部书是难以全面理解和掌握的，而应全面通读，从理论到实践贯通其学说，只有这样，才能加深对东垣学术观点的理解和掌握，才能读通读懂《兰室秘藏》的全部内容。

2. 联系临床实际，学会运用经典方药

学习古典医籍，重要的在于读懂，关键在于会用。读懂指的是书中的内容理解了，学术观点明确；会用指的是一些体现作者学术思想的方和药，不但要掌握，而且能够在临床上应用。东垣之所以成为医学大家，一方面他有《内经》的理论基础，更重要的是来自于临床实践；其丰富的临床经验，促使他形成了新的理论学说。东垣当时所处的时代，以张仲景方药为代表的经方派势力很大，治病照搬古方，因而误治致死者不少。而东垣却结合当时的社会状况，考虑到许多人得病，并非外感风寒，而是在兵荒马乱之中，颠沛流离，起居不时，饮食不调而造成的胃弱气乏。于是他根据这一现象创制了许多新方，临床效果很好，救人无数。这说明东垣有很高的悟性，学习中医，读古医籍需要有悟性。悟性是高超的思维、思辨能力，同时离不开坚实的实践基础，二者相辅相成。所以学习医学古籍，在借鉴名家经验的基础上，必须联系临床实际，不但要了解其方药的性能和用法，尤其要掌握其制方主旨、治疗大法和配伍法度，这样才能更好地指导临床应用。

补中益气汤是东垣的名方，对后世影响很大，至今临床仍在运用，并制成中成药等剂型广为应用。在治疗胃下垂、子宫脱垂等脾胃气虚，中气下陷的各种慢性病中疗效显著。但在运用本方时应注意几个问题：①药量。本方黄芪是主药，在原方中是其他药量的 3 倍，运用时要适情度量，掌握黄芪的准确用法。②灵活加减。补中益气汤不只是方，重要的是法，东垣在本方后附加了 25 项加减法。所以，临床中要灵活加减运用，掌

8

握其治疗大法是其关键。不可生搬生用，而要学会变通，在大法之下，妙在加减运用之中。③抓住病机要害。本方主治气高而喘，身热而烦，脉洪大而头痛，或渴不止，皮肤不任风寒而生寒热。这是脾虚内伤刚刚开始的热中证，在病情未传为寒中之前用本方；若已传为寒中，或外感风寒传为热中的病证则不能用本方治之。切不可不明病机而妄用！这是运用本方的关键所在。

文 魁

2005 年 3 月

整理说明

本次《兰室秘藏》的整理出版，是在 1993 年出版的《东垣医集》基础上进行的。《东垣医集》是 20 世纪 80 年代卫生部中医古籍整理办公室的立项整理书目，在全国著名中医学家丁光迪先生的主持下，从版本的搜集、选择，到校勘、注释等，花费了大量时间，倾注了极大心力，历经数年得以完成。1993 年出版后得到了广大界内人士的好评，为中医界奉献了一部好的读本。《兰室秘藏》是《东垣医集》中的一种，根据本次出版要求，又做了如下整理工作：

1. 本书原为繁体字竖排版，本次出版将繁体字一律改为规范的简体字，同时将竖排版改为横排版，故原文方剂中的"右件……"一律径改为"上件……"。

2. 本次出版为白文本，故对原有校释注文进行了一一审核，除对原文不注不明文意外，其他错讹衍倒等一律径改不出注文，尽量保持《东垣医集》中《兰室秘藏》的版本面貌，方便读者阅读。

3. 审核全书标点，对明显错谬处予以纠正。

4. 对原文的异体字、通假字、古今字一律径改不出注文。如：分免改为分娩，踈风改为疏风，一派改为一流，瓮（罋）

11

末改为粗末，等等。

5. 中药名力求规范统一，凡黄檗改为黄柏；当归稍改为当归梢；芎穷改为芎䓖；菉豆改为绿豆；麦檗面改为麦蘖面；䗪虫改为虻虫；班猫改为斑蝥；扁蓄改为萹蓄；京三稜改为京三棱；白芨改为白及，等等。

6. 将原书中283首例方以笔画为序整理为"方剂索引"，附于书后，便于读者查阅。

文　魁

2005 年 3 月于北京

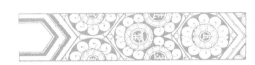

兰室秘藏　卷上 ···················· **1**

饮食劳倦门 ······················ **3**

饮食所伤论 ······················ **3**

劳倦所伤论 ······················ **4**

调中益气汤 ···················· 5

宽中喜食无厌丸 ················ 7

交泰丸 ························ 7

木香人参生姜枳术丸 ············ 7

木香干姜枳术丸 ················ 8

扶脾丸 ························ 8

和中丸 ························ 8

槟榔丸 ························ 8

消积滞集香丸 ·················· 8

黄芪汤 ························ 9

黄芪当归汤 ···················· 9

参术汤 ························ 9

益智和中丸 ···················· 9

益胃散 ························ **10**

脾胃虚损论 ······················ **10**

三黄枳术丸 ···················· **14**

巴豆三棱丸 ·············· 14

白术丸 ·············· 14

草豆蔻丸 ·············· 14

中满腹胀门 ·············· 16

中满腹胀论 ·············· 16

诸胀腹大皆属于热论 ·············· 17

中满分消丸 ·············· 18

中满分消汤 ·············· 18

广茂溃坚汤 ·············· 19

半夏厚朴汤 ·············· 19

破滞气汤 ·············· 19

草豆蔻汤 ·············· 20

心腹痞门 ·············· 21

消痞丸 ·············· 21

失笑丸 ·············· 21

黄连消痞丸 ·············· 21

消痞汤 ·············· 22

葶尘丸 ·············· 22

胃脘痛门 ·············· 23

草豆蔻丸 ·············· 23

神圣复气汤 ·············· 24

麻黄豆蔻丸 ·············· 25

酒伤病论 ·············· 25

葛花解醒汤 ·············· 26

枳术丸 ·············· 26

半夏枳术丸 ·············· 26

橘皮枳术丸 ·· **27**

除湿益气丸 ·· **27**

除湿散 ··· **27**

升麻黄连丸 ·· **27**

上二黄丸 ·· **27**

五苓散 ··· **28**

瓜蒂散 ··· **28**

消渴门 ·· **30**

　消渴论 ··· **30**

当归润燥汤 ·· **31**

和血益气汤 ·· **32**

生津甘露汤 ·· **32**

辛润缓肌汤 ·· **32**

甘草石膏汤 ·· **32**

甘露膏 ··· **33**

生津甘露饮子 ·· **33**

眼耳鼻门 ··· **34**

　诸脉者皆属于目论 ···································· **34**

　内障眼论 ·· **35**

芎辛汤 ··· **36**

碧天丸 ··· **36**

广大重明汤 ··· **36**

百点膏 ··· **37**

选奇汤 ··· **37**

神效明目汤 ··· **37**

羌活退翳膏 ··· **38**

明目细辛汤 ·· **38**

复明散 ··· **38**

助阳和血汤 ·· **39**

吹云膏 ··· **39**

防风饮子 ··· **39**

拨云汤 ··· **39**

神效黄芪汤 ·· **40**

圆明内障升麻汤 ·· **40**

黄芩黄连汤 ·· **41**

蔓荆子汤 ··· **41**

归葵汤 ··· **41**

救苦汤 ··· **41**

熟干地黄丸 ·· **42**

益阴肾气丸 ·· **42**

羌活退翳丸 ·· **43**

当归龙胆汤 ·· **43**

补阳汤 ··· **43**

泻阴火丸 ··· **44**

升阳柴胡汤 ·· **44**

圆明膏 ··· **45**

嗜药麻黄散 ·· **45**

疗本滋肾丸 ·· **45**

加味滋肾丸 ·· **45**

退翳膏 ··· **46**

龙胆饮子 ··· **46**

羌活退翳汤 ·· **46**

还睛紫金丹 ················· **46**

柴胡聪耳汤 ················· **47**

温卫汤 ······················· **47**

丽泽通气汤 ················· **47**

温肺汤 ······················· **48**

御寒汤 ······················· **48**

兰室秘藏　卷中 ············· **49**

头痛门 ························· **51**

头痛论 ······················· **51**

半夏白术天麻汤 ········· **52**

清空膏 ······················· **52**

彻清膏 ······················· **53**

川芎散 ······················· **53**

白芷散 ······················· **53**

碧云散 ······················· **53**

羌活清空膏 ················· **54**

清上泻火汤 ················· **54**

补气汤 ······················· **54**

细辛散 ······················· **54**

羌活汤 ······················· **55**

养神汤 ······················· **55**

安神汤 ······················· **55**

半夏白术天麻汤 ········· **55**

口齿咽喉门 ················· **57**

口齿论 ······················· **57**

羌活散 ……………………………………………………… 57

草豆蔻散 ……………………………………………………… 58

麻黄散 ……………………………………………………… 58

热牙散 ……………………………………………………… 58

治虫散 ……………………………………………………… 58

益智木律散 ……………………………………………… 59

蝎梢散 ……………………………………………………… 59

白牙散 ……………………………………………………… 59

刷牙散 ……………………………………………………… 59

独圣散 ……………………………………………………… 59

当归龙胆散 ……………………………………………… 60

牢牙地黄散 ……………………………………………… 60

细辛散 ……………………………………………………… 60

立效散 ……………………………………………………… 60

牢牙散 ……………………………………………………… 61

清胃散 ……………………………………………………… 61

神功丸 ……………………………………………………… 61

桔梗汤 ……………………………………………………… 62

神验法 ……………………………………………………… 62

呕吐门 …………………………………………………………… 63

丁香茱萸汤 ……………………………………………… 63

白术汤 ……………………………………………………… 63

补肝汤 ……………………………………………………… 63

吴茱萸丸 ………………………………………………… 64

衄血吐血门 …………………………………………………… 65

麦门冬饮子 ……………………………………………… 65

人参饮子 …………………………………………… **65**

麻黄桂枝汤 ………………………………………… **66**

黄芪芍药汤 ………………………………………… **66**

三黄补血汤 ………………………………………… **66**

救脉汤 ……………………………………………… **67**

止衄血法 …………………………………………… **67**

腰痛门 ……………………………………………… **68**

川羌肉桂汤 ………………………………………… **68**

独活汤 ……………………………………………… **68**

破血散疼汤 ………………………………………… **69**

地龙散 ……………………………………………… **69**

苍术汤 ……………………………………………… **69**

麻黄复煎散 ………………………………………… **69**

缓筋汤 ……………………………………………… **70**

拈痛汤 ……………………………………………… **70**

苍术复煎散 ………………………………………… **71**

羌活苍术汤 ………………………………………… **71**

妇人门 ……………………………………………… **72**

经闭不行有三论 …………………………………… **72**

经漏不止有二论 …………………………………… **73**

升阳除湿汤 ………………………………………… **73**

凉血地黄汤 ………………………………………… **74**

酒煮当归丸 ………………………………………… **75**

固真丸 ……………………………………………… **76**

乌药汤 ……………………………………………… **77**

助阳汤 ……………………………………………… **77**

水府丹 ······· 77

丁香胶艾汤 ······· 77

黄芪当归人参汤 ······· 78

当归芍药汤 ······· 79

柴胡调经汤 ······· 79

益胃升阳汤 ······· 80

升阳举经汤 ······· 81

半产误用寒凉之药论 ······· 81

全生活血汤 ······· 82

当归附子汤 ······· 82

调经补真汤 ······· 83

坐药龙盐膏 ······· 83

胜阴丹 ······· 83

回阳丹 ······· 84

柴胡丁香汤 ······· 84

延胡苦楝汤 ······· 84

桂附汤 ······· 84

人参补气汤 ······· 85

黄芪白术汤 ······· 85

白术茯苓汤 ······· 85

增味四物汤 ······· 85

补经固真汤 ······· 86

温卫补血汤 ······· 86

立效散 ······· 87

四圣散 ······· 87

温经除湿汤 ······· 87

补气升阳和中汤 ·········· **87**

麻黄桂枝升麻汤 ·········· **89**

兰室秘藏　卷下 ··············· **91**

大便结燥门 ·················· **93**

大便结燥论 ··············· **93**

通幽汤 ·················· **94**

润燥汤 ·················· **94**

润肠丸 ·················· **94**

麻黄白术汤 ············· **95**

升阳汤 ·················· **96**

活血润燥丸 ············· **96**

润肠汤 ·················· **96**

小便淋闭门 ················ **97**

小便淋闭论 ·············· **97**

通关丸 ·················· **98**

清肺饮子 ··············· **98**

导气除燥汤 ············· **98**

肾疸汤 ·················· **99**

痔漏门 ···················· **100**

痔漏论 ·················· **100**

秦艽白术丸 ············· **101**

秦艽苍术汤 ············· **101**

七圣丸 ·················· **102**

秦艽防风汤 ············· **102**

秦艽羌活汤 ············· **102**

　　当归郁李仁汤 ……………………… **103**

　　红花桃仁汤 ………………………… **103**

　　秦艽当归汤 ………………………… **103**

阴痿阴汗门 …………………………… **104**

　阴痿阴汗及臊臭论 ………………… **104**

　　龙胆泻肝汤 ………………………… **104**

　　清震汤 ……………………………… **105**

　　固真汤 ……………………………… **105**

　　清魂汤 ……………………………… **105**

　　椒粉散 ……………………………… **105**

　　补肝汤 ……………………………… **106**

　　温肾汤 ……………………………… **106**

　　延胡丁香丸 ………………………… **106**

　泻痢门 ……………………………… **107**

　　诃子皮散 …………………………… **107**

　　升麻补胃汤 ………………………… **107**

　　升阳去热和血汤 …………………… **108**

　　益智和中汤 ………………………… **108**

　　芍药柏皮丸 ………………………… **108**

　　和中益胃汤 ………………………… **108**

　　槐花散 ……………………………… **109**

　　茯苓汤 ……………………………… **109**

　　黄芪补胃汤 ………………………… **109**

　　升阳除湿汤 ………………………… **110**

　　人参益胃汤 ………………………… **110**

　　升麻补胃汤 ………………………… **110**

疮疡门 ·· **111**

　散肿溃坚汤 ·································· **111**

　升阳调经汤 ·································· **111**

　连翘散坚汤 ·································· **112**

　龙泉散 ·· **112**

　救苦化坚汤 ·································· **113**

　柴胡连翘汤 ·································· **115**

　黍黏子汤 ···································· **115**

　净液汤 ·· **116**

　消肿汤 ·· **116**

　内托羌活汤 ·································· **116**

　升麻托里汤 ·································· **116**

　内托黄芪汤 ·································· **117**

　柴胡通经汤 ·································· **117**

　白芷升麻汤 ·································· **117**

　保生救苦散 ·································· **118**

　一上散 ·· **118**

　圣愈汤 ·· **118**

　独圣散 ·· **119**

　黄芪肉桂柴胡酒煎汤 ················· **119**

杂病门 ·· **120**

　安神丸 ·· **120**

　朱砂安神丸 ·································· **120**

　补气汤 ·· **121**

　当归补血汤 ·································· **121**

　柴胡升麻汤 ·································· **121**

火郁汤 ·················· **121**

小黄丸 ·················· **122**

黄芩利膈丸 ·············· **122**

补益肾肝丸 ·············· **122**

太阳经嚏药 ·············· **122**

麻黄茱萸汤 ·············· **122**

黄芪汤 ·················· **123**

除湿补气汤 ·············· **123**

参归汤 ·················· **123**

升阳汤 ·················· **124**

自汗门 ···················· **125**

自汗论 ·················· **125**

调卫汤 ·················· **125**

清燥汤 ·················· **126**

当归六黄汤 ·············· **126**

红豆散 ·················· **126**

活血通经汤 ·············· **126**

泻荣汤 ·················· **127**

人参益气汤 ·············· **128**

导气汤 ·················· **128**

补中汤 ·················· **128**

麻黄苍术汤 ·············· **128**

上清汤 ·················· **129**

术桂汤 ·················· **129**

正气汤 ·················· **129**

趁痛丸 ·················· **129**

退热汤 ······ **130**

解表升麻汤 ······ **130**

天麻黄芪汤 ······ **130**

健步丸 ······ **130**

白术除湿汤 ······ **131**

加味四君子汤 ······ **131**

泻血汤 ······ **131**

洗面药 ······ **132**

莹肌如玉散 ······ **132**

面油摩风膏 ······ **132**

小儿门 ······ **133**

治惊论 ······ **133**

黄芪汤 ······ **133**

益黄散 ······ **134**

升阳益血汤 ······ **134**

厚肠丸 ······ **135**

补阳汤 ······ **135**

大芜黄汤 ······ **135**

塌气退黄汤 ······ **136**

中满分消丸 ······ **136**

消痞丸 ······ **136**

癍疹论 ······ **137**

消毒救苦散 ······ **138**

辨小儿癍证 ······ **139**

桔梗汤 ······ **140**

黍黏子汤 ······ **140**

麻黄柴胡升麻汤 …………………………………… **140**

方剂索引……………………………………… **142**

目

录

兰室秘藏

卷上

东垣老人李杲　撰

饮食劳倦门

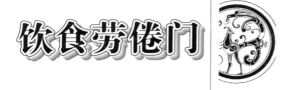

饮食所伤论

阴阳应象大论云：水谷之寒热，感则害人六腑。痹论云：阴气者，静则神藏，躁则消亡。饮食自倍，肠胃乃伤。此乃混言之也，分之为二，饮也食也。饮者，水也，无形之气也。因而大饮则气逆，形寒饮冷则伤肺，病则为喘咳，为肿满，为水泻。轻则当发汗利小便，使上下分消其湿。解酲汤、五苓散，生姜、半夏、枳实、白术之类是也；如重而蓄积为满者，芫花、戟、甘遂、牵牛之属利下之，此其治法也。食者，物也，有形之血也。如生气通天论云：因而饱食，筋脉横解，肠澼为痔。又云，食伤太阴厥阴。寸口大于人迎两倍三倍者，或呕吐、或痞满、或下痢肠澼，当分寒热轻重而治之。轻则内消，重则除下。如伤寒物者，半夏、神曲、干姜、三棱、广术、巴豆之类主之；如伤热物者，枳实、白术、青皮、陈皮、麦蘖、黄连、大黄之类主之；亦有宜吐者，阴阳应象大论云：在上者因而越之，瓜蒂散之属主之。然而不可过剂，过剂则反伤肠胃。盖先因饮食自伤，又加之以药过，故肠胃复伤，而气不能化，食愈难消矣，渐至赢困。故五常政大论云：大毒治病，十去其六，小毒治病，十去其七，凡毒治病，不可过之，此圣人之深戒也。

劳倦所伤论

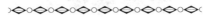

调经论篇云：阴虚生内热。岐伯曰：有所劳倦，形气衰少，谷气不盛，上焦不行，下脘不通，而胃气热，热气薰胸中，故内热。举痛论云：劳则气耗。劳则喘且汗出，内外皆越，故气耗矣。夫喜怒不节，起居不时，有所劳伤，皆损其气，气衰则火旺，火旺则乘其脾土。脾主四肢，故困热，无气以动，懒于语言，动作喘乏，表热自汗，心烦不安。当病之时，宜安心静坐，以养其气，以甘寒泻其热火，以酸味收其散气，以甘温补其中气，经言劳者温之，损者温之者是也。《金匮要略》云：平人脉大为劳，脉极虚亦为劳矣。夫劳之为病，其脉浮大，手足烦热，春夏剧，秋冬差。脉大者，热邪也；极虚者，气损也。春夏剧者，时助邪也；秋冬差者，时胜邪也。以黄芪建中汤治之，此亦温之之意也。夫上古圣人，饮食有节，起居有常，不妄作劳，形与神俱，百岁乃去，此谓治未病也。今时之人，去圣人久远则不然，饮食失节，起居失宜，妄作劳役，形气俱伤，故病而后药之，是治其已病也。推其百病之源，皆因饮食劳倦，而胃气、元气散解，不能滋荣百脉，灌溉脏腑，卫护周身之所致也。故苍天之气贵清静，阳气恶烦劳。噫！饮食喜怒之间，寒暑起居之际，可不慎欤。

调中益气汤 治因饥饱劳役，损伤脾胃，元气不足，其脉弦，洪缓而沉，按之中之下得时一涩。其证四肢满闷，肢节疼痛，难以屈伸，身体沉重，烦心不安，忽肥忽瘦，四肢懒倦，口失滋味，腹难舒伸，大小便清利而数，或上饮下便，或大便涩滞，或夏月飧泄，米谷不化，或便后见血，或便见白脓，胸满短气，咽膈不通，痰唾稠黏，口中沃沫，食入反出，耳鸣耳聋，目中流火，视物昏花，努肉红丝，热壅头目，不得安卧，不思饮食，并皆治之。

橘皮如腹中气不转运，加木香一分，如无此证不加 黄柏酒洗，已上各二分 升麻此一味为上气不足，胃气与脾气下流，乃补上气，从阴引阳 柴胡已上各三分 人参有嗽者去 炙甘草 苍术已上各五分 黄芪一钱

如时显热躁，是下元阴火蒸蒸然发也，加生地黄二分、黄柏三分。

如大便虚坐不得，或大便了而不了，腹中常常逼迫，皆是血虚血涩，加当归身三分，无此证则去之。

如身体沉重，虽小便数多，亦加茯苓二分、黄柏三分、泽泻五分、苍术一钱，时暂从权而去湿也，不可常用。兼足太阴已病，其脉亦络于心中，故显湿热相合而生烦乱。

如胃气不和，加汤洗半夏五分、生姜三片。有嗽者，加生姜、生地黄二分，以制半夏之毒。

如痰厥头痛，非半夏不能除，此足太阴脾邪所作也。

如兼躁热，加黄柏、生地黄各二分。

如无已上证，只服前药。

上件剉如麻豆大，都作一服，水二大盏，煎，去粗，稍热食远服之。宁心绝虑，静坐少语，药必为效耳。

如夏月，须加白芍药三分。

如春月腹中痛，尤宜加。

如恶热而渴，或腹痛者，更加芍药五分、生黄芩二分。

如恶寒腹痛，加中桂三分，去黄芩，谓之桂枝芍药汤，亦于前药中加之。

如冬月腹痛，不可用芍药，盖大寒之药也，只加干姜二分，或加半夏五七分，以生姜少许制之。

如秋冬之月，胃脉四道为冲脉所逆，胁下少阳脉二道而反上行，名曰厥逆。其证，气上冲咽不得息，而喘息有音，不得卧，加吴茱萸五分至一钱，汤洗去苦，观厥气多少而用之，亦于前药中作一服服之。

如夏月有此证，为大热也。此病随四时为寒热温凉，宜以：

黄连酒洗　黄柏酒浸　知母酒浸，已上各等分

上为细末，熟汤为丸，如梧桐子大，每服一百丸或二百丸，白汤送下，空心服，仍多饮热汤，服毕少时，便以美食压之，使不令胃中停留，直至下元以泻冲脉之邪也。大抵治饮食劳倦所得之病，乃虚劳七损证也，常

6

宜以甘温平之，甘多辛少，是其治也。

宽中喜食无厌丸 一名宽中进食丸 资形气，喜饮食。

木香五分 青皮 人参 干生姜已上各一钱 炙甘草一钱五分 白茯苓 泽泻 槟榔 橘皮 白术已上各二钱

缩砂仁 猪苓已上各二钱五分 枳实四钱 草豆蔻仁五钱 神曲五钱五分，炒 半夏七钱 大麦蘖面一两，炒

上为细末，汤浸馂饼[1]为丸，如梧桐子大，每服三五十丸，米汤下，食远。

交泰丸 升阳气，泻阴火，调荣气，进饮食，助精神，宽腹胁，除怠惰嗜卧，四肢沉困不收。

干姜炮制，三分 巴豆霜五分 人参去芦 肉桂去皮，已上各一钱 柴胡去苗 小椒炒去汗，并闭目及子 白术已上各一钱五分 厚朴去皮炒，三钱，秋冬加七钱 白茯苓苦楝酒煮 缩砂仁已上各三钱 知母四钱，一半酒炒，一半酒洗，春夏用，秋冬去之 川乌炮制，去皮脐，四钱五分吴茱萸汤洗七次，五钱 皂角水洗，煨，去皮弦 紫菀去苗，已上各六钱 黄连去须，七钱，秋冬减一钱五分

上除巴豆霜别研外，同为极细末，炼蜜为丸，如梧桐子大，每服十丸，温水送下，食远。虚实加减。

木香人参生姜枳术丸 开胃进饮食。

干生姜二钱五分 木香三钱 人参三钱五分 陈皮四钱 枳实一两，炒 白术一两五钱

---

[1] 馂饼：亦作"蒸饼"。

上为细末，荷叶裹烧饭为丸，如梧桐子大，每服三五十丸，温水下，食前。

木香干姜枳术丸　破除寒滞气，消寒饮食。

木香三钱　干姜五钱，炮　枳实一两，炒　白术一两五钱

上为细末，荷叶裹烧饭为丸，如梧桐子大，每服三五十丸，温水送下，食前。

扶脾丸　治脾胃虚寒，腹中痛，溏泻无度，饮食不化。

干生姜　肉桂已上各五分　干姜　藿香　红豆已上各一钱　白术　茯苓　橘皮　半夏　诃子皮　炙甘草　乌梅肉

已上各二钱　大麦蘖炒　神曲炒，已上各四钱

上为细末，荷叶裹烧饭为丸，如梧桐子大，每服五十丸，白汤送下，食前。

和中丸　补胃进食。

人参　干生姜　陈皮已上各一钱　干木瓜二钱　炙甘草三钱

上为细末，汤浸蒸饼为丸，如梧桐子大，每服五十丸，白汤送下，食前。

槟榔丸　破滞气，消饮食。

炙甘草一钱　木香　人参　槟榔已上各二钱　陈皮五钱

上为细末，汤浸蒸饼为丸，如梧桐子大，每服五十丸，白汤下，食前。

消积滞集香丸　治伤生冷硬物不消。

京三棱　广茂　青皮　陈皮　丁香皮　益智　川楝子　茴香已上各一两　巴豆和皮，米炒焦，五钱

上为细末，醋糊为丸，如绿豆大，每服五七丸，温水，生姜汤任下，食前服。

黄芪汤　补胃除湿，和血益血，滋养元气。

木香气通去之　藿香叶已上各一钱　当归酒洗　陈皮已上各二钱　人参　泽泻已上各五钱　黄芪一两

上㕮咀，每服五钱，水二大盏，煎至一盏，如欲汗，加生姜煎，食远，热服之。

黄芪当归汤　治热上攻头目，沿身胸背发热。

当归身一钱，酒洗　黄芪五钱

上㕮咀，作一服，水二大盏，煎至一盏，食前热服。

参术汤　治脾胃虚弱，元气不足，四肢沉重，食后昏闷。

黄柏酒浸　当归已上各二分　柴胡　升麻已上各三分　人参　陈皮　青皮已上各五分　神曲末七分　炙甘草　苍术已上各一钱　黄芪二钱

上㕮咀，都作一服，水二大盏，煎至一盏，食远服。

益智和中丸季秋合

木香　黄连　生地黄已上各二分　黄芪　人参　麦门冬　神曲末　当归身　干生姜　陈皮　姜黄已上各五分　缩砂仁七分　桂花一钱　桂枝一钱五分　益智仁二钱二分　炙甘草二钱五分　麦蘖曲三钱　草豆蔻仁四钱

上为细末，汤浸饙饼为丸，如梧桐子大，每服五十

丸，白汤下，细嚼亦得。

益胃散 治因服寒药过多，以致脾胃虚损，胃脘疼痛。

人参　甘草　缩砂仁　厚朴已上各二钱　白豆蔻姜黄　干生姜　泽泻已上各三钱　益智仁六钱　黄芪陈皮已上各七钱

上为粗末，每服三钱，水二盏，生姜五片，煎至一盏，去粗，食前温服。

脾胃虚损论

易水张先生常戒不可用峻利食药，下咽，未至药丸施化，其标皮之力始开，便言空快也，所伤之物已去，若更待一两时辰许，药尽化开，其药峻利，必有情性，病去之后，脾胃安得不损乎？脾胃既损，是真气、元气败坏，促人之寿。当时说下一药，枳实一两，麸炒黄色为度，白术二两，只此二味，荷叶裹烧饭为丸。以白术苦甘温，甘温补脾胃之元气，其苦味，除胃中之湿热，利腰脐间血。故先补脾胃之弱，过于枳实克化之药一倍；枳实味苦寒，泄心下之痞闷，消化胃中所伤。此一药下胃，其所伤不能即去，须待一两时辰许，食则消化。是先补其虚，而后化其所伤，则不峻利矣。当是之时，未悟用荷叶烧饭为丸之理，老年味之始得，可谓奇矣。荷叶之物，中央空虚，象震卦之体。震者、动也，人感之生足少阳甲胆也。甲胆者，风也。先化万物之根蒂也。《内经》云：立端于始，序则不愆。人之饮食入胃，营气上行，即少阳甲胆之气也；其手少阳三焦经，人之元气也，手足经同法，便是少阳元气生发也。胃气、谷气、元气、甲胆上升之气，一也，异名虽多，止是胃气上升者也。荷叶之体，生于水土之下，出于污灭之中，非污中所染，挺然独立，其色青，形乃空，青而象风木者也。食药感此气之化，胃气何由不上升乎？其主意用此一味为引用，可谓远识深虑，合于道者也。更以烧饭和药，与白术协力，滋养谷气而补令胃厚，再不至内伤，其利广矣大矣。

若内伤脾胃以热之物，酒肉之类，自觉不快，觅药于医，医者亦不问所伤，付之集香丸、小丁香丸、巴豆大热药之类下之。大便下则物去，遗留食之热性，药之热性，重伤元气，则七神不炽。经云：热伤气，正谓此也。其人必无气以动而热困，四肢不举，传变诸疾，不可胜数，使人真气自此衰矣。若伤生冷硬物，世医或用大黄、牵牛二味，大寒药投之，物随药下，所伤去矣，遗留食之寒性，药之寒性，重泻其阳，阳去则皮肤筋肉血脉无所依倚，便为虚损之证，论言及此，令人寒心。

夫辛辣薄味之药，无故不可乱服，非此牵牛而已。至真要大论云：五味入口，各先逐其所喜攻。攻者，克伐泻也。辛味下咽，先攻泻肺之五气。气者，真气、元气也。其牵牛之辛辣猛烈，伤人尤甚。饮食所伤，肠胃受邪，当以苦味泄其肠胃可也，肺与元气，何罪之有？用牵牛大罪有五，此其一也。况胃主血所生病，为物所

11

伤，物者，有形之物也。皆是血病。血病泻其气，其罪二也。且饮食伤之于中焦，止合克化消导其食，重泻上焦肺中已虚之气，其罪三也。食伤肠胃，当塞因塞用，又曰寒因寒用，枳实、大黄苦寒之物，以泄有形是也，反以辛辣牵牛散泻真气，大禁四也。殊不知《针经》有云，外来客邪，风寒伤人五脏，若误泻胃气必死，误补亦死。其死也，无气以动，故静。若内伤肠胃，而反泻五脏，必死，误补亦死。其死也，阴气有余，故躁。今内伤肠胃，是谓六腑不足之病，反泻上焦虚无肺气；肺者，五脏之一数也，虽不即死，若更旬日之间，必暗损人寿数，谓如人寿应百岁，为牵牛之类朝损暮损，其元气消耗，不得终其天年，但人不觉耳，将为天年已尽，此乃暗里折人寿数，犯大禁五也，良可哀叹，故特著此论并方，庶令四海闻而行之，不至夭横耳，老夫之用心也。

胃气不可不养，复明养胃之理。《内经》云：安谷者昌，绝谷者亡，水去则荣散，谷消则卫亡，荣散卫亡，神无所依。仲景云：水入于经，其血乃成，谷入于胃，脉乃大行。故血不可不养，胃不可不温，血温胃和，荣卫将行，常有天命。谷者，身之大柄也，《书》与《周礼》皆云：金、木、水、火、土、谷、惟修以奉养五脏者也。内伤饮食，固非细事，苟妄服食药，而轻生殒命，其可乎哉！《黄帝针经》有说：胃恶热而喜清冷，大肠恶清冷而喜热，两者不和，何以调之？岐伯曰："调此者，食饮衣服，亦欲适寒温，寒无凄怆，暑无出汗。饮食者，热无灼灼，寒无沧沧，寒温中适，故气将持，乃不致邪僻也。"是必有因用，岂可用俱寒俱

12

热之药，仓卒致损，与以刃伤人者何异。

《内经》说内伤者，其气口脉反大于人迎一倍二倍三倍，分经用药。又曰：上部有脉，下部无脉，其人当吐，不吐者死。如但食不纳，恶心欲吐者，不问一部二部，不当正与瓜蒂散吐之，但以指或以物探去之，若所伤之物去不尽者，更诊其脉，问其所伤，以食药去之，以应塞因塞用。又谓之寒因寒用。泄而下降，乃应太阴之用，其中更加升发之药，令其元气上升，塞因通用，因曲而为直。何为曲？内伤胃气是也，何为直？因而升发胃气是也。因治其饮食之内伤，而使生气增益，胃气完复，此乃因曲而为之直也。

若依分经用药，其所伤之物，寒热温凉，生硬柔软，所伤不一，难立定一法，只随所伤之物不同，各立治法，临时加减用之。其用药，又当问病人从来禀气盛衰，所伤寒物热物，是喜食之邪，不可服破气药；若乘饥困而伤之邪，当益胃气；或为人所勉劝强食之，宜损血而益气也。诊其脉候，伤在何脏，可与对病之药，岂可妄泻天真生气，以轻丧身宝乎。且如先食热物而不伤，继之以寒物，因后食致前食亦不消化而伤者，当问热食寒食孰多孰少，斟酌与药，无不当矣。喻如伤热物二分，寒物一分，则当用寒药二分，热药一分，相合而与之，则荣卫之气必得周流。更有或先饮酒，而后伤寒冷之食，及伤热食、冷水与水，如此不等，皆当验其节次所伤之物，约量寒热之剂分数，各各对证与之，无不取效。自忖所定药方，未敢便谓能尽药性之理，姑用指迷辩惑耳！

三黄枳术丸 治伤肉湿面辛辣味厚之物，填塞闷乱不快。

枳实麸炒，五钱　黄连去须，酒洗　大黄湿纸裹煨
神曲炒　橘皮　白术已上各一两　黄芩二两

上为极细末，汤浸蒸饼为丸，如绿豆一倍大，每服五十丸，白汤下，临时量所伤多少，加减服之。

巴豆三棱丸 一名木香见睨丸　治伤风冷硬物，心腹满闷疼痛。

巴豆霜五分　木香二钱　升麻　柴胡已上各三钱　草豆蔻面裹煨热，用仁　香附子炒，以上各五钱　神曲炒黄色
石三棱去皮，煨　京三棱煨，已上各一两

上为细末，汤浸蒸饼为丸，如绿豆一倍大，每服一二十丸，温白汤下。量所伤多少，加减服之。

白术丸 治伤豆粉湿面油腻之物。

白矾枯，三钱　黄芩五钱　橘皮七钱　神曲炒黄色
半夏汤洗七次　白术已上各一两　枳实麸炒黄色，一两一钱

上为极细末，汤浸蒸饼为丸，如绿豆大，每服三五十丸，白汤下。素食多用干姜，故加黄芩以泻之。

草豆蔻丸 治秋冬伤寒冷物，胃脘当心而痛，上支〔1〕两胁，咽膈不通。

炒盐五分　干生姜　青皮　橘皮已上各二钱　麦蘖
面炒黄色　生黄芩冬月不用　半夏汤洗七次　神曲炒，已上各五钱　草豆蔻面裹煨，去皮取仁　白术已上各一两　枳

────────────

〔1〕 上支　支撑上逆，撑逆作胀。支，支撑。《文中子·事君》："大厦将颠，非一木所支也"。

实麸炒二两

上为极细末，汤浸餦饼为丸，如绿豆大，每服五十丸，白汤下。

中满腹胀门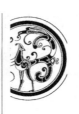

中满腹胀论

　　六元政纪大论云：太阴所至为中满。太阴所至为畜满。诸湿肿满，皆属脾土。论云：脾乃阴中之太阴，同湿土之化，脾湿有余，腹满食不化。天为阳为热，主运化也；地为阴为湿，主长养也。无阳则阴不能生化，故云脏寒生满病。调经论篇云：因饮食劳倦，损伤脾胃，始受热中，末传寒中，皆由脾胃之气虚弱，不能运化精微而制水谷，聚而不散，而成胀满。《经》云：腹满䐜胀，支膈胠胁，下厥上冒，过在足太阴阳明。乃寒湿郁遏也。《脉经》所谓胃中寒则胀满者是也。《针经》三卷杂病第八：腹满，大便不利，上走胸嗌，喘息喝喝然，取足少阴。又云：胀取三阳。三阳者，足太阳寒水为胀，与通评虚实论说：腹暴满，按之不下，取太阳经络，胃之募也正同。取者，泻也。经云：中满者，泻之于内者是也。宜以辛热散之，以苦泻之，淡渗利之，使上下分消其湿，正如开鬼门，洁净府，温衣缪刺其处，是先泻其血络，后调其真经，气血平，阳布神清，此治之正也。或曰："诸胀腹大，皆属于热者何也？此乃病机总辞。假令外伤风寒有余之邪，自表传里，寒变为热，而作胃实腹满，仲景以大承气汤治之；亦有膏粱之人，湿热郁于内，而成胀满者，此热胀之谓也。大抵寒胀多而热胀少，治之者宜详辨之。

诸胀腹大皆属于热论

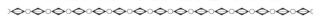

诸胀腹大，皆属于热。此乃八益之邪，有余之证，自天外而入，是感风寒之邪，传里，寒变为热，作胃实，日晡潮热，大渴引饮，谵语。是太阳阳明并，大实大满者，大承气下之；少阳阳明，微满实者，小承气下之，泄之则胀已，此之谓也。假令痎疟为胀满，亦有寒胀、热胀，是天之邪气，伤暑而得之，不即时发，至秋暑气衰绝，而疟病作矣。知其寒也，《局方》用交解饮子者是也。

内虚不足，寒湿令人中满，及五脏六腑，俱有胀满，更以脉家寒热多少较之：胃中寒，则胀满。浊气在上，则生䐜胀。胀取三阳，三阳者，足太阳膀胱寒水为胀。腹暴满，按之不下，取太阳经络者，胃之募也正同。腹满䐜胀，支膈胠胁，下厥上冒，过在足太阴阳明，胃中寒湿郁遏也。太阴䐜胀后不利，不欲食，食则呕，不得卧。按所说寒胀之多如此。

中满治法，当开鬼门，洁净府。开鬼门者，谓发汗也；洁净府者，利小便也。中满者，泻之于内，谓脾胃有病，当令上下分消其气。下焦如渎，气血自然分化，不待泄洋秽，如或大实大满，大小便不利，从权以寒热药下之。或伤酒湿面及味厚之物，膏粱之人，或食已便卧，使湿热之气，不得施化，致令腹胀满，此胀亦是热胀。治热胀，分消丸主之。

如或多食寒凉，及脾胃久虚之人，胃中寒则胀满，或脏寒生满病，以治寒胀，中满分消汤主之。

中满分消丸 治中满热胀，鼓胀，气胀，水胀，此非寒胀类。

白术　人参　炙甘草　猪苓去黑皮　姜黄已上各一钱　白茯苓去皮　干生姜　砂仁已上各二钱　泽泻　橘皮已上各三钱　知母炒，四钱　黄芩去腐，炒，夏用一两二钱　黄连净，炒　半夏汤洗七次　枳实炒，已上各五钱　厚朴姜制一两

上除茯苓、泽泻、生姜各另为末外，共为极细末，入上三味和匀，汤浸征饼为丸，如梧桐子大，每服一百丸，焙热，白汤下，食远服。量病人大小加减。

中满分消汤 治中满寒胀，寒疝，大小便不通，阴躁，足不收，四肢厥逆，食入反出。下虚中满，腹中寒，心下痞，下焦躁、寒、沉厥、奔豚、不收。

川乌　泽泻　黄连　人参　青皮　当归　生姜　麻黄　柴胡　干姜　荜澄茄已上各二分　益智仁　半夏　茯苓　木香　升麻已上各三分　黄芪　吴茱萸　厚朴　草豆蔻仁　黄柏已上各五分

上剉如麻豆大，都作一服，水二大盏，煎至一盏，食前热服。忌房室、酒湿面、生冷及油腻等物。

广茂溃坚汤 治中满腹胀，内有积聚，坚硬如石，其形如盘，令人不能坐卧，大小便涩滞，上喘气促，面色痿黄，通身虚肿。

广茂 红花 升麻 吴茱萸已上各二分 生甘草 柴胡 泽泻 神曲 青皮 陈皮已上各三分 厚朴生用 黄芩 黄连 益智仁 草豆蔻仁 当归梢已上各五分 半夏七分

如渴加葛根四分。

上剉如麻豆大，水二大盏，煎至一盏，稍热服，食远。忌酒、醋、湿面。服二服之后，中满减半，其有积不消，再服后药。

半夏厚朴汤

红花 苏木已上各半分 吴茱萸 干生姜 黄连已上各一分 木香 青皮已上各二分 肉桂 苍术 白茯苓 泽泻 柴胡 陈皮 生黄芩 草豆蔻仁 生甘草已上各三分 京三棱 当归梢 猪苓 升麻已上各四分 神曲六分 厚朴八分 半夏一钱 桃仁七个 昆布少许

如渴，加葛根三分。

上㕮咀，作一服，水三盏，煎至一盏，去粗，稍热服。此药二服之后，前证又减一半，却于前药中加减服之。

破滞气汤 一名木香化滞散 破滞气，治心腹满闷。

炙甘草四分 白檀 藿香 陈皮 大腹子 白豆蔻仁 白茯苓 桔梗已上各五分 砂仁 人参 青皮 槟榔 木香 姜黄 白术已上各二钱

上㕮咀，每服三钱，水二盏，煎至一盏，去粗，温服不拘时。

草豆蔻汤　治腹中虚胀。

泽泻一分　木香三分　神曲四分　半夏制　枳实　草豆蔻仁　黄芪春夏去之　益智　甘草已上各五分　青皮　陈皮已上各六分　茯苓　当归已上各七分

上为粗末，都作一服，水二大盏，生姜三片，煎至一盏，去粗，温服。冬月加黄芪五七分，春夏止服正药，食远。

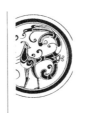

心腹痞门

　　消痞丸　治心下痞闷，一切所伤，及积年不愈者。

　　干生姜　神曲炒　炙甘草已上各二钱　猪苓二钱五分　泽泻　厚朴　砂仁已上各三钱　半夏汤洗七次　陈皮　人参已上各四钱　枳实五钱，炒　黄连净，炒　黄芩已上各六钱　姜黄　白术已上各一两

　　上为细末，汤浸炡饼为丸，如梧桐子大，每服五七十丸至百丸，白汤送下，食远服。

　　失笑丸　一名枳实消痞丸　治右关脉弦，心下虚痞，恶食，懒倦，开胃进饮食。

　　干生姜一钱　炙甘草　麦糵面　白茯苓　白术已上各二钱　半夏曲　人参已上各三钱　厚朴四钱，炙　枳实　黄连已上各五钱

　　上为细末，汤浸炡饼为丸，梧桐子大，每服五七十丸，白汤下，食远服。

　　黄连消痞丸　治心下痞满，壅滞不散，烦热，喘促不安。

泽泻　姜黄已上各一钱　干生姜二钱　炙甘草　茯苓　白术已上各三钱　陈皮五钱　猪苓五钱　枳实七钱，炒　半夏九钱　黄连一两　黄芩二两，炒

上为细末，汤浸蒸饼为丸，如梧桐子大，每服五十丸，温汤下，食远。

消痞汤一名木香化滞汤　治因忧气郁结中脘，腹皮里微痛，心下痞满，不思饮食。

枳实炒　当归梢已上各二分　陈皮　生姜　木香已上各三钱　柴胡四钱　草豆蔻　炙甘草已上各五钱　半夏一钱　红花少许

上为粗末，作一服，水二盏，生姜三片，煎至一盏，食远服。忌酒湿面。

葶苈丸一名人参顺气饮子　治心下痞，胸中不利。

半夏洗　厚朴炙　石膏　青皮已上各五分　当归身七分　白豆蔻仁　缩砂　茵陈酒制　干葛已上各一钱　炙甘草　羌活　黄芩一半酒洗，一半炒　苦葶苈酒洗，炒　人参　柴胡　独活已上各三钱

上为细末，汤浸蒸饼和匀，筛子内擦如米大。每服二钱，临卧用一口汤下。

胃脘痛门

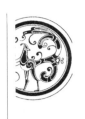

草豆蔻丸　治脾胃虚弱，而心火乘之，不能滋荣上焦元气，遇冬肾与膀胱寒水旺时，子能令母实，以致肺金大肠相辅而来克心乘脾胃，此大复仇也。经云：大胜必大复，理之常也。故皮毛血脉分肉之间，元气已绝于外，又大寒大燥二气并乘之，则苦恶风寒，耳鸣及腰背相引胸中而痛。鼻息不通，不闻香臭，额寒脑痛，大恶风寒。目时眩，不欲开。腹中为寒水反乘，痰唾沃沫，食则反出，腹中常痛，心胃作痛，胁下缩急，有时而痛。腹不能努，大便多泻而少秘，下气不绝，或腹中鸣，此脾胃虚之至极也。胸中气乱，心烦不安，而为霍乱之渐。膈咽不通，极则噎塞有声，喘喝闭塞。或于日阳处，或于暖室中少缓，口吸风寒之气则复作。四肢厥逆，身体沉重，不能转侧，头不可以回顾，小便溲而时躁。此药主之，秋冬寒凉大复气之药也。

神曲末　柴胡详胁下痛多少用之　姜黄已上各四分　当归身　青皮已上各六分　黄芪　人参　益智仁　吴茱

萸汤洗焙干　陈皮　白僵蚕已上各八分　泽泻小便数减半
半夏已上各一钱，洗　甘草生六分，熟六分　麦蘖面一钱五
分，炒　草豆蔻仁面裹烧熟为度，一钱四分　桃仁七个，汤
浸去皮尖

上除桃仁别研如泥，余为细末，同研匀，汤浸饐饼
为丸，如梧桐子大，每服五七十丸，白汤下，食远服。

神圣复气汤　治复气乘冬，足太阳寒水、足少阴肾
水之旺，子能令母实，手太阴肺实，反来克土，火木受
邪，腰背胸膈闭塞疼痛，善嚏，口中涎，目中泣，鼻中
流浊涕不止，或如息肉，不闻香臭，咳嗽痰沫，上热如
火，下寒如水。头作阵痛，目中溜火，视物䀮䀮，耳聋
耳鸣，头并口鼻大恶风寒，喜日晴暖，夜卧不安。常觉
痰塞，膈咽不通，口不知味，两胁缩急而痛，牙齿动
摇，不能嚼物。脐腹之间，及尻臀足膝，不时寒冷，前
阴冷而多汗，行步欹侧，起居艰难，麻木风痹。小便
数，气短喘喝，少气不足以息，遗失无度。及妇人白
带，阴户中大痛牵心，面色黧黑。男子控睾，痛牵心
腹，或面色如赭，食少，大小便不调，烦心霍乱，逆气
裹急，腹不能努，或肠鸣，膝下筋急，肩胛大痛。此皆
寒水来复，火土之仇也。

干姜炮　黑附子炮，已上各三分　防风　人参　郁李
仁另研，已上五分　当归身六分，酒洗　半夏汤洗　升麻
已上各七分　藁本　甘草已上各八分　柴胡　羌活已上各
一钱　白葵花五朵，去心剪碎

上件药都作一服，水五大盏，煎至二盏，入黄芪一
钱、橘红五分、草豆蔻仁一钱，面裹煨熟去皮，同煎至

一盏。再入下项药，黄柏三分、酒浸，黄连三分、酒浸，枳壳三分，生地黄三分、酒洗。此四味，预一日另用新水浸，又以华细辛二分，川芎细末三分，蔓荆子三分，作一处浸。此三味并黄柏等煎正药，作一大盏，不去粗，入此所浸之药，再上火同煎至一大盏，去粗，稍热服，空心。

又能治啮颊啮唇啮舌，舌根强硬等证，如神。忌肉汤，宜食肉，不助经络中火邪也。大抵肾与膀胱经中有寒，元气不足者，并宜服之。于月生月满时食，隔三五日一服。如病急不拘时候。

麻黄豆蔻丸　治客寒犯胃，心胃大痛不可忍。

木香　青皮　红花　厚朴已上各二分　苏木三分荜澄茄四分　升麻　半夏汤洗　麦蘖面　缩砂仁　黄芪白术　陈皮去白　柴胡　炙甘草　吴茱萸　当归已上各五分　益智仁八分　神曲二钱，炒　麻黄不去节，三钱草豆蔻仁五钱

上为细末，汤浸饐饼为丸，如梧桐子大，每服五十丸，白汤下；或细嚼汤下亦可。

酒伤病论

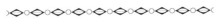

论酒大热有毒，气味俱阳，乃无形之物也。若伤之，则止当发散，汗出则愈矣，此最妙法也；其次莫如利小便。二者乃上下分消其湿，何酒病之有。今之酒病

者，往往服酒癥丸，大热之药下之，又有用牵牛、大黄下之，是无形元气受病，反下有形阴血，乖误甚矣！酒性大热，已伤元气，而复重泻之，况亦损肾水真阴及有形阴血俱为不足，如此则阴血愈虚，真水愈弱，阳毒之热大旺，反增其阴火，是谓元气消亡，七神何依，折人长命，虽不即死，而虚损之病成矣。《金匮要略》云：酒疸下之，久久为黑疸。慎不可犯此戒，不若令上下分消其湿，当以葛花解酲汤主之。

葛花解酲汤

木香五分　人参去芦　猪苓去黑皮　白茯苓　橘皮已上各一钱五分　白术　干生姜　神曲炒　泽泻已上各二钱　莲花青皮三钱　缩砂仁　白豆蔻仁　葛花已上各五钱

上为极细末，和匀，每服三钱匕，白汤调下。但得微汗，酒病去矣。此盖不得已而用，岂可恃赖日日饮酒。

此药气味辛辣，偶因酒病服之，则不损元气，何者？敌酒病故也，若频服之，损人天命。

枳术丸　治痞，消食，强胃。

枳实麸炒黄色，一两　白术二两

上为极细末，荷叶裹烧饭为丸，如绿豆一倍大，每服五十丸，白汤下，不拘时候。量所伤多少，加减服之。

半夏枳术丸　治因冷物内伤。

半夏汤洗七次，一两　枳实麸炒黄色　白术已上各二两

上三味，为极细末，荷叶裹烧炊饮为丸，如绿豆一倍大，每服五十丸，白汤下。量所伤加减服之。

橘皮枳术丸　治元气虚弱，饮食不消，或脏腑不调，心下痞闷。

橘皮　枳实麸炒黄色，各一两　白术二两

上为极细末，荷叶裹烧饭为丸，如绿豆一倍大，每服五十丸，白汤下。量所伤加减服之。

除湿益气丸　治伤湿面，心腹满闷，肢体沉重。

红花三分　萝卜子炒熟，五钱　枳实麸炒黄色　黄芩生用　神面炒黄色　白术已上各一两　上同为细末，荷叶裹烧饭为丸，如绿豆一倍大，每服五十丸，白汤下。量所伤加减服之。

除湿散　治伤马奶子并牛羊酪水，一切冷物。

甘草炙　红花已上各二钱　半夏汤洗七次　干生姜已上各三钱　车前子　泽泻已上各五钱　茯苓七钱　神面炒黄色，一两

上为极细末，每服三钱匕，白汤调下，食前。

升麻黄连丸　治多食肉口臭，不欲闻其秽恶气，使左右不得近。

白檀二钱　生甘草三钱　生姜取自然汁　莲花青皮　升麻已上各五钱　黄连去须，一两　黄芩去腐，酒洗，二两

上为极细末，汤浸蒸饼为丸，如弹子大，每服一丸，细嚼，白汤下，食后。

上二黄丸　治伤热，食痞闷，兀兀欲吐，烦乱不安。

甘草二钱　升麻　柴胡已上各三钱　黄连酒洗，一两　黄芩二两

一方加枳实五钱

上为细末，汤浸饦饼为丸，如绿豆大，每服五十丸，白汤下，食远。

五苓散 治伤寒温热，表里未解，头痛发热，口燥咽干，烦渴饮水；或水入即吐，心中淡淡，停湿在内，小便不利，及汗出表解，烦渴不止，宜服之。又治霍乱吐利，躁渴引饮。太阳证入本之下药也。

泽泻二两五钱 猪苓一两五钱 茯苓一两五钱 白术一两五钱 桂一两

上为细末，每服二钱，热汤调服，不计时候，服讫多饮热汤，有汗出即愈。

治伤冷饮者，以五苓散每服二钱三钱匕，加生姜煎服之。

治伤食兼伤冷饮者，煎五苓散送半夏枳术丸。

治伤冷饮不恶寒者，腹中亦不觉寒，惟觉夯闷身重，饮食不化者，或小便不利，煎去桂苓散，依前斟酌服之。

瓜蒂散 上部有脉，下部无脉，其人当吐，不吐者死，何谓？下部无脉，此谓木郁也。饮食过饱，填塞胸中，胸中者，太阴之分野。经曰：气口反大于人迎三倍，食伤太阴，故曰木郁则达之，吐者是也。

瓜蒂 赤小豆已上各等分

上二味，为极细末，每服二钱匕，温浆酒调下，取吐为度。若不至两手尺脉绝无，不宜便用此药，恐损元气，令人胃气不复。若止是胸中窒塞，闷乱不通，以指探去之；如不得吐者，以物探去之，得吐则已；如食不去，用此药吐之。

解云：盛食填塞于胸中，胸中为之窒塞，两寸脉当主事，两尺脉不见，其理安在。胸中有食，故以吐出之。食者，物也；物者，坤土也；是足太阴之号也。胸中者，肺也；为物所填。肺者，手太阴金也；金主杀伐也，与坤土俱在于上，而旺于天。金能克木，故肝木生发之气伏于地下，非木郁而何？吐去上焦阴土之物，木得舒畅，则郁结去矣。

食塞于上，脉绝于下，若不明天地之道，无有达此之至理。水火者，阴阳之征兆、天地之别名也。故曰独阳不生，独阴不长。天之用在于地下，则万物生长矣；地之用在于天上，则万物收藏矣，此乃天地交而万物通也。此天地相根之道也。故阳火之根本于地下，阴水之源本于天上，故曰水出高源。故人五脏主有形之物，物者阴也，右三部脉主之，偏见于寸口，食塞其上，是绝五脏之源，源绝则水不下流，两尺竭绝，此其理也，何疑之有？

假令所伤前后不同，以三分为率，伤热物二分，伤生冷硬物一分，用寒药三黄丸二停，热药巴豆三棱丸一停，合而服之。如热物伤少而寒物伤多，则寒药少而热药多也。假令夏月大热之时，伤生冷硬物，当用热药巴豆三棱丸治之，须加三黄丸，谓天时不可伐，故加寒药以顺时令。若伤热物，只用三黄丸，何谓？此三黄丸时药也。假令冬天大寒之时，伤羊肉湿面等热物，当用三黄丸治之，须加热药少许，草豆蔻丸之类是也，为引用，又为时药。《经》云：必先岁气，无伐天和，此之谓也。余皆仿此。

兰室秘藏

消渴门

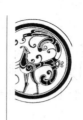

消　渴　论

　　阴阳别论云：二阳结，谓之消。脉要精微论云：瘅成为消中。夫二阳者，阳明也，手阳明大肠主津，病消则目黄口干，是津不足也。足阳明胃主血，热则消谷善饥，血中伏火，乃血不足也。结者，津液不足，结而不润，皆燥热为病也。此因数食甘美而多肥，故其气上溢，转为消渴，治之以兰，除陈气也。不可服膏粱、芳草、石药，其气慓悍，能助燥热也。越人云：邪在六腑，则阳脉不和；阳脉不和，则气留之；气留之，则阳脉盛矣。阳脉大盛，则阴气不得营也。故皮肤肌肉消削是也。经云：凡治消瘅仆击，偏枯痿厥，气满发逆，肥贵人则膏粱之疾也。岐伯曰：脉实大，病久可治；脉弦小坚，病久不可治。

　　后分为三消，高消者，舌上赤裂，大渴引饮。气厥论云：心移热于肺，传为膈消者是也。以白虎加人参汤治之。中消者，善食而瘦，自汗，大便硬，小便数。叔和云：口干饶饮水，多食亦肌虚，瘅成消中者是也。以调胃承气、三黄丸治之。下消者，烦躁引饮，耳轮焦干，小便如膏。叔和云：焦烦水易亏，此肾消也。以六味地黄丸治之。

《总录》所谓未传能食者，必发脑疽背疮，不能食者，必传中满臌胀，皆谓不治之证。洁古老人分而治之，能食而渴者，白虎加人参汤；不能食而渴者，钱氏方白术散倍加葛根治之。上中既平，不复传下消矣。前人用药，厥有旨哉。

或曰：末传疮疽者何也？此火邪胜也。其疮痛甚而不溃，或赤水者是也。经云：有形而不痛，阳之类也，急攻其阳，无攻其阴，治在下焦，元气得强者生，失强者死。末传中满者何也？以寒治热，虽方士不能废其绳墨而更其道也。然脏腑有远近，心肺位近，宜制小其服；肾肝位远，宜制大其服，皆适其至所为故。如过与不及，皆诛罚无过之地也。如高消、中消，制之太急，速过病所，久而成中满之病，正谓上热未除，中寒复生者也。非药之罪，失其缓急之制也，处方之制，宜加意焉。

和血益气汤　治口干舌干，小便数，舌上赤脉。此药生津液，除干燥，生肌肉。

柴胡　炙甘草　生甘草此味治口干、舌干也　麻黄根已上各三分　酒当归梢四分　酒知母　酒汉防己羌活已上各五分　石膏六分，治小便赤色　酒生地黄七分　酒黄连八分，治舌上赤脉也　酒黄柏　升麻已上各一钱　杏仁桃仁已上各六个　红花少许

上㕮咀，都作一服，水二大盏，煎至一盏，去粗，温服。忌热湿面、酒、醋等物。

当归润燥汤 治消渴大便闭涩，干燥结硬，兼喜温饮，阴头退缩，舌燥口干，眼涩难开，及于黑处见浮云。

细辛一分　生甘草　炙甘草　熟地黄以上各三分　柴胡七分　黄柏　知母　石膏　桃仁泥子　当归身　麻子仁　防风　荆芥穗已上各一钱　升麻一钱五分　红花少许　杏仁六个　小椒三个

上㕮咀，都作一服，水二大盏，煎至一盏，去粗，热服，食远。忌辛热物。

生津甘露汤一名清凉饮子　治消中能食而瘦，口舌干，自汗，大便结燥，小便频数。

升麻四分　防风　生甘草　汉防己　生地黄已上各五分　当归身六分　柴胡　羌活　炙甘草　黄芪　酒知母　酒黄芩已上各一钱　酒龙胆草　石膏　黄柏已上各一钱五分　红花少许　桃仁五个　杏仁十个

上㕮咀，都作一服，水二盏，酒一匙，煎至一盏，稍热服，食远。

辛润缓肌汤一名清神补气汤　前消渴证才愈，止有口干，腹不能努，此药主之。

生地黄　细辛已上各一分　熟地黄三分　石膏四分　黄柏酒制　黄连酒制　生甘草　知母已上各五分　柴胡七分　当归身　荆芥穗　桃仁　防风已上各一钱　升麻一钱五分　红花少许　杏仁六个　小椒二个

上㕮咀，都作一服，水二大盏，煎至一盏，食远，稍热服之。

甘草石膏汤 渴病久愈，又添舌白滑微肿，咽喉咽津觉痛，嗌肿，时时有渴，喜冷饮，口中白沫如胶。

生地黄　细辛已上各一分　熟地黄　黄连已上各三分　甘草五分　石膏六分　柴胡七分　黄柏　知母　当归身　桃仁炒，去皮尖　荆芥穗　防风已上各一钱　升麻一钱五分　红花少许　杏仁六个　小椒二个

上为麻豆大，都作一服，水二盏，煎至一盏，食后温服。

甘露膏一名兰香饮子　治消渴饮水极甚，善食而瘦，自汗，大便结燥，小便频数。

半夏二分，汤洗　熟甘草　白豆蔻仁　人参　兰香　升麻　连翘　桔梗已上各五分　生甘草　防风已上各一钱　酒　知母一钱五分　石膏三钱

上为极细末，汤浸蒸饼和匀成剂，捻作薄片子，日中晒半干，擦碎如米大，每服二钱，淡生姜汤送下，食后。

生津甘露饮子　治消渴，上下齿皆麻，舌根强硬肿痛，食不能下，时有腹胀，或泻黄如糜，名曰飧泄。浑身色黄，目睛黄甚，四肢痿弱，前阴如水，尻臀腰背寒，面生黧色，胁下急痛，善嚏，喜怒健忘。

藿香二分　柴胡　黄连　木香已上各三分　白葵花　麦门冬　当归身　兰香已上各五分　荜澄茄　生甘草　山栀子　白豆蔻仁　白芷　连翘　姜黄已上各一钱　石膏一钱二分　杏仁去皮　酒黄柏已上各一钱五分　炙甘草酒知母　升麻　人参已上各二钱　桔梗三钱　全蝎二个，去毒

上为细末，汤浸蒸饼和匀成剂，捻作片子，日中晒半干，擦碎如黄米大，每服二钱，津唾下，或白汤送下，食远服。

兰室秘藏

眼耳鼻门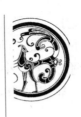

诸脉者皆属于目论

　　五脏生成篇云：诸脉者，皆属于目。目得血而能视。五脏六腑精气，皆上注于目，而为之精，精之窠为眼，骨之精为瞳子，筋之精为黑眼，血之精为络，其窠气之精为白眼，肌肉之精则为约束，裹撷筋骨血气之精而与脉并为系，上属于脑，后出于项中。故邪中于项，因逢其身之虚，其入深，则即随眼系入于脑，则脑转，脑转则引目系急，目系急则目眩以转矣。邪其精，其精所中不相比也，则精散，精散则视歧，故见两物。目者，五脏六腑之精，荣卫魂魄之所常营也，神气之所生也，故神劳则魂魄散，志意乱。是故瞳子黑眼法于阴，白眼赤脉法于阳也，故阴阳合传而为精明也。目者心之使也，心者神之舍也，故神精乱而不转，卒然见非常之处，精神魂魄，散不相得，故曰惑也。

　　夫十二经脉，三百六十五络，其血气皆上于面而走空窍，其清阳气上散于目而为精，其别气走于耳而为听。

因心事烦冗，饮食失节，劳役过度，致脾胃虚弱，心火大盛，则百脉沸腾，血脉逆行，邪害空窍，天明则日月不明矣。夫五脏六腑之精气，皆禀受于脾，上贯于目。脾者，诸阴之首也，目者，血脉之宗也，故脾虚则五脏之精气皆失所司，不能归明于目矣。心者，君火也，主人之神，宜静而安，相火代行其令；相火者，包络也，主百脉，皆荣于目。既劳役运动，势乃妄行，又因邪气所并，而损血脉，故诸病生焉。凡医者，不理脾胃，及养血安神，治标不治本，是不明正理也。

内障眼论

凡心包络之脉，出于心中，以代心君之行事也。与少阳为表里。瞳子散大者，少阴心之脉挟目系，厥阴肝之脉连目系，心主火，肝主木，此木火之势盛也。其味则宜苦、宜酸、宜凉，大忌辛辣热物，是泻木火之邪也，饮食中常知此理可也。夫辛主散，热则助火，故不可食。诸酸主收心气，泻木火也；诸苦泻火热，则益水也。尤忌食冷水大寒之物，此则能损胃气，胃气不行，则元气不生，元气不生，胃气下流，胸中三焦之火及心火乘于肺，上入脑灼髓。火主散溢，瞳子开大，大热之物，又助火邪，此盖不可食验也。药中云茺蔚子一味辛，及主益睛，辛者，是助火也，故去之；乃加黄芩、黄连，黄连泻中焦之火，芩能泻上焦肺中之火，以酒洗之，乃寒因热用也。又去青葙子，为助阳火也。加五味子，以收瞳人开大。且火之与气，势不两立，故《内经》曰：壮火食气，气食少火；少火生气，壮火散气。诸酸之物，能助元气，孙真人云：五月常服五味，助五脏气，以补西方肺金。法云：以酸补之，以辛泻之，辛泻气则明矣。或曰：药中有当归，其味亦辛而甘，其不去者何？此辛甘一味，以其和血之胜药，况有甘味，又欲以为乡导，为诸药之使耳。

芎辛汤 治两眼昼夜隐涩难开，羞明恶日，视物昏暗，赤肿而痛。

细辛二分　芎䓖　蔓荆子已上各五分　甘草　白芷已上各一钱　防风一钱五分

上㕮咀，都作一服，水二盏，煎至一盏，临卧温服。

碧天丸 一名井珠丸　治目疾累服寒凉药不愈，两眼蒸热，如火之熏，赤而不痛，满目红丝，血脉贯睛，瞀闷昏暗，羞明畏日；或上下睑赤烂，或冒风沙而内外眦皆破，洗之神效。

枯白矾二分　铜绿七分，研　瓦粉炒黑一两

上先研白矾、铜绿令细，旋旋入粉同研匀，熟水和之，共为一百丸。每用一丸，热汤半盏，浸一二个时辰，洗至觉微涩为度，少合眼半时辰许，临卧更洗之，瞑目便睡。一丸可洗十遍，如再用，汤内坐令热。此药治其标，若里实者不宜用。

广大重明汤 治两目睑赤烂，热肿疼痛，并稍赤，及眼睑痒痛，抓之至破；眼弦生疮，目多眵泪，隐涩难开。

龙胆草　防风　生甘草　细辛已上各一钱

上剉如咀，内甘草不剉，只作一锭，先以水一大碗半，煎龙胆一味，至一半，再入余三味，煎至少半碗，滤去相，用清带热洗；以重汤坐令热，日用五七次，但洗毕合眼一时。去努肉泛长及痒亦验。

百点膏　张济氏眼病臀六年，以至遮障瞳人，视物不明，有云气之状，因用此药而效。

蕤仁去皮尖，三分　当归身　甘草已上各六分　防风八分　黄连拣治，二钱，剉如麻豆大，水一大碗，煎至一半，入药

上件剉如麻豆大，蕤仁别研如泥，同熬至滴在水中不散，去沫，入蜜少许，再熬少时为度。令病人心静点之，至目中微痛，日用五七次，临卧点尤疾效。名之曰百点膏，但欲多点，使药力相继也。

选奇汤　治眉骨痛不可忍。

炙甘草夏月生用　羌活　防风已上各一钱　酒黄芩一钱，冬月不用。此一味如能食热痛，倍加之。

上㕮咀，每服五钱，水二盏，煎至一盏，去相，食后服之。

神效明目汤　治眼楞紧急，致倒睫拳毛，及上下睑皆赤烂，晴疼昏暗，昼则冷泪常流，夜则眼涩难开。

细辛二分　蔓荆子五分　防风一钱　葛根一钱五分甘草二钱

一方加黄芪一钱

上㕮咀，作一服，水二盏，煎至一盏，去相，稍热

临卧服。

羌活退翳膏一名复明膏　治足太阳寒水膜子遮睛，白翳在上，视物不明。

椒树东南根二分，西北根二分　藁本　汉防己已上各二分　黄连　防风　麻黄去根节　柴胡　升麻　生地黄已上各三分

生甘草四分　当归身六分　羌活七分　蕤仁六个

上用净水一大碗，先煎汉防己、黄连、生甘草、当归、生地黄，煎至一半，下余药，再煎至一盏，去柤，入银石器中再熬之，有力为度。

明目细辛汤　治两目发赤微痛，羞明畏日，怯风寒，怕火，眼睫成纽，眵糊多，隐涩难开，眉攒肿闷，鼻塞涕唾稠黏，大便微硬。

川芎五分　生地黄酒制　蔓荆子已上各六分　当归梢　白茯苓　藁本已上各一钱　荆芥一钱二分　防风二钱　麻黄根

羌活已上各三钱　细辛少许　红花少许　椒八个　桃仁二十个

上㕮咀，分作四服，每服水二盏，煎至一盏，去柤，稍热临卧服之。忌酒醋湿面。

复明散　治内障。

青皮三分　橘皮　川芎　苍术已上各五分　炙甘草　生地黄　连翘　柴胡已上各一钱　黄芪一钱五分　当归身二钱

上剉如麻豆大，都作一服，水二大盏，煎至一盏，去柤，稍热服之，食后。忌酒、醋、湿面、辛热大料物

兰室秘藏

之类。

助阳和血汤 治眼发之后，微有上热，白睛红，隐涩难开，睡多眵泪。

蔓荆子二分　香白芷三分　柴胡　黄芪　炙甘草　当归身酒洗　防风已上各五分　升麻七分

上㕮咀，都作一服，水一盏半，煎至八分，去柤，稍热服，临卧。避风寒处睡。

吹云膏 治目中泪下，及迎风寒泣，羞明畏日，常欲闭目，喜在暗室，塞其户牖，翳瘼岁久遮睛，此药多点神验。

细辛一分　升麻　蕤仁已上各三分　青皮　连翘　防风已上各四分　柴胡五分　生甘草　当归身已上各六分　荆芥穗一钱，微取浓汁　生地黄一钱五分　拣黄连三钱

上㕮咀，除连翘外，用澄清净水二碗，先熬余药至半碗，入连翘同熬，至一大盏许，去柤，入银石器内文武火熬，滴入水成珠不散为度，入炼去沫，熟蜜少许，熬匀用之。

防风饮子 治倒睫拳毛。

细辛　蔓荆子已上各三分　葛根　防风已上各五分　当归身七分半　炙甘草　黄连　人参已上各一钱

上剉如麻豆大，都作一服，水二盏，煎至一盏，食远服。避风寒。

拨云汤 戊申六月，徐总管患眼疾，于上眼皮下出黑白翳两个，隐涩难开，两目紧缩，而无疼痛。两手寸脉细紧，按之洪大无力，知足太阳膀胱为命门相火煎

熬，逆行作寒水瞖，及寒瘕遮睛证。呵欠，善悲，健忘，嚏喷，眵泪，时自泪下，面赤而白，能食，不大便，小便数而欠，气上而喘。

黄芪一分　细辛　生姜　葛根　川芎已上各五分柴胡七分　荆芥穗　藁本　生甘草　升麻　当归身　知母已上各五钱。羌活　防风　黄柏已上各一钱五分

上㕮咀，如麻豆大，都作一服，水二盏，煎至一盏，去租，热服，食后。

神效黄芪汤　治浑身麻木不仁，或头面手足肘背，或腿脚麻木不仁，并皆治之。如两目紧急缩小，及羞明畏日，隐涩难开，或视物无力，睛痛昏花，手不得近，或目少精光，或目中热如火，服五六次可效。

蔓荆子一钱　陈皮去白，五钱　人参八钱　炙甘草白芍药已上各一两　黄芪二两

上㕮咀，每服五钱，水二盏，煎至一盏，去租，临卧稍热服。

如小便淋涩，加泽泻五分，一服去则止。

如有大热证，每服加酒洗黄柏三分。

如麻木不仁，虽有热，不用黄柏，止加黄芪一两，通三两也。

如眼缩急，去芍药，忌酒、醋、面、大料物、葱韭蒜辛物。

如麻木甚者，加芍药一两，通用二两。

圆明内障升麻汤一名冲和养胃汤　治内障眼，得之脾胃元气衰弱，心火与三焦俱盛，饮食不节，形体劳役，心不得休息，故上为此疾。

干姜一钱　五味子二钱　白茯苓三钱　防风五钱　白芍药六钱　柴胡七钱　人参　炙甘草　当归身酒洗　白术　升麻　葛根已上各一两　黄芪　羌活已上各一两五钱

上㕮咀，每服五七钱，水三大盏，煎至二大盏，入黄芩、黄连二钱，同煎数沸，去粗，煎至一盏，热服，食远。

黄芩黄连汤

黄芩酒洗炒　黄连酒洗炒　草龙胆酒洗四次，炒四次　生地黄酒洗，已上各一两

上㕮咀，每服二钱，水二盏，煎至一盏，去粗，热服。

蔓荆子汤

治劳役饮食不节，内障眼病，此方如神效。

蔓荆子二钱五分　黄柏酒拌炒四遍　白芍药已上各三钱　炙甘草八钱　黄芪　人参已上各一两

上㕮咀，每服三钱或五钱，水二盏，煎至一盏，去粗，临卧温服。

归葵汤

一名连翘饮子　治目中溜火，恶日与火，隐涩难开，小角紧，视物昏花，迎风有泪。

柴胡二分　生甘草　蔓荆子　连翘　生地黄　当归身　红葵花　人参已上各三分　黄芪　酒黄芩　防风　羌活已上各五分　升麻二钱

上㕮咀，每服五钱，水二盏，煎至一盏，去粗，食后温服。

救苦汤

治眼暴发，赤肿睑高，苦疼不任者。

桔梗　连翘　红花　细辛已上各一分　当归身夏月减

半　炙甘草已上各五分　苍术　草龙胆已上各七分　羌活
太阳　升麻阳明　柴胡少阳　防风　藁本　黄连已上各一
钱　生地黄　黄柏　黄芩　知母已上各一钱五分　川芎三
钱

上㕮咀，每服一两，水二盏，煎至一盏，去柤，食
后温服。

若苦疼，则多用苦寒者，兼治本经之药，再行加
减。如睛昏，加知母、黄柏一倍。

熟干地黄丸　治血弱阴虚，不能养心，致心火旺，
阳太甚，瞳子散大。少阴为火，君主无为，不行其令，
相火代之，兼心包络之脉出心系，分为三道，少阳相火
之体无形，其用在其中矣。火盛则令母实，乙木肝旺是
也。心之脉挟于目系，肝之脉连目系，况手足少阳之脉
同出耳中，至耳上角，斜起于目外眦，风热之盛，亦从
此道而来。上攻头目，致偏头肿闷，瞳子散大，视物则
花，此目血虚阴弱故也。法当养血、凉血、益血，收火
之散大，除风之热则愈矣

人参二钱　炙甘草　天门冬汤洗去心　地骨皮　五
味子　枳壳炒　黄连已上各三钱　当归身酒洗焙干　黄芩
已上各五钱　生地黄酒洗，七钱五分　柴胡八钱　熟干地
黄一两

上件同为细末，炼蜜为丸，如梧桐子大，每服一百
丸，茶汤送下，食后，日进二服。

益阴肾气丸　此壮水之主，以镇阳光。

泽泻　茯苓已上各二钱五分　生地黄酒洗，干　牡丹
皮　山茱萸　当归梢酒洗　五味子　干山药　柴胡已上

各五钱　熟地黄二两

上为细末，炼蜜为丸，如梧桐子大，朱砂为衣，每服五十丸，淡盐汤下，空心。

羌活退翳丸　治内障，右眼小眦青白翳，大眦微显白翳，脑痛，瞳子散大，上热恶热，大便秘涩，小便如常，遇天气暄热，头痛睛胀，可服此药。翳在大眦，加葛根、升麻；翳在小眦、加柴胡、羌活是也。

黑附子炮　寒水石已上各一钱　酒防己二钱　知母酒炒　牡丹皮　羌活　川芎已上各三钱　酒黄柏　生地黄酒洗，炒　丹参　茺蔚子　酒当归身　柴胡已上各五钱　熟地黄八钱　芍药一两三钱

上为细末，炼蜜为丸，如梧桐子大，每服五七十丸，白汤下，空心；宿食未消，待饥则服之。药后省语言，以食压之。

当归龙胆汤　治眼中白翳。

防风　石膏已上各一钱五分　柴胡　羌活　五味子　升麻已上各二钱　甘草　酒黄连　黄芪已上各三钱　酒黄芩炒

酒黄柏炒　当归身酒洗　草龙胆酒洗　芍药已上各五钱

上㕮咀，每服五钱，水二盏，煎至一盏，去柤，入酒少许，临卧热服。忌言语。

补阳汤　治阳不胜其阴，乃阴盛阳虚，则九窍不通，令青白翳见于大眦，乃足太阳少阴经中郁遏足厥阴肝经气，不得上通于目，故青白翳内阻也。当于太阳少阴经中九原之下，以益肝中阳气，冲天上行，此乃先补

其阳，后于足太阳太阴标中标者头也，泻足厥阴肝经火，下伏于阳中，乃次治也。《内经》云：阴盛阳虚，则当先补其阳，后泻其阴。此治法是也。每日清晨，以腹中无宿食，服补阳汤，临卧服泻阴丸。若天色变经，大寒大风，并劳役，预日饮食不调，精神不足，或气弱，俱不可服；待体气和平，天气如常，服之。先补其阳，使阳气上升，通于肝经之末，利空窍于目矣。

肉桂一钱，去皮　知母炒　当归身酒洗　生地黄酒炒　白茯苓　泽泻　陈皮已上各三钱　白芍药　防风已上各五钱　黄芪　人参　白术　羌活　独活　熟地黄　甘草已上各一两　柴胡二两

上㕮咀，每服五钱，水二盏，煎至一大盏，去相，空心服之。

泻阴火丸一名连柏益阴丸。

石决明三钱，炒存性　羌活　独活　甘草　当归梢　五味子　防风已上各五钱　草决明　细黄芩　黄连酒炒　黄柏　知母已上各一两

上为细末，炼蜜为丸，如绿豆大，每服五十丸至一百丸，临卧茶清下。常多服补阳汤，少服此药，多则妨饮食。

升阳柴胡汤

肉桂五分　柴胡去苗，一钱五分　知母酒炒，如大暑加五钱　防风　白茯苓　泽泻　陈皮已上各三钱　生地黄酒炒　楮实酒炒微润　黄芪　人参　白术已上各五钱　甘草梢　当归身　羌活　熟地黄　独活　白芍药已上各一两

44

上剉，每服五钱，水二盏，煎至一盏，去柤，稍热食远服。

别合一料，炼蜜为丸，如梧桐子大，每服五十丸，茶清下，每日与前药各一服，食远，不可饱服。

如天气热甚，加五味子三钱，天门冬去心、芍药、楮实已上各五钱。

圆明膏　治劳心过度，饮食失节，乃生内障，及瞳子散大，此方收睛圆明。

诃子皮湿纸里煨　甘草已上各二钱　当归身三钱　柴胡　生地黄　麻黄去节，捣开　黄连已上各五钱

上七味，先以水二碗，煎麻黄至一碗，掠去沫，外六味各咬咀如豆大，筛去末，入在内，同熬，滴水中不散为度，入熟蜜少许再熬，勤点眼。

嗋药麻黄散　治内外障眼。

麻黄一两　当归身一钱

上二味，同为粗末，炒黑色，入麝香、乳香少许，共为细末，含水鼻内嗋之。

疗本滋肾丸

黄柏酒炒　知母酒炒，已上各等分

上为细末，滴水为丸，如梧桐子大，每服一百丸至一百五十丸，空心盐白汤下。

加味滋肾丸

肉桂三分　黄连一钱　姜黄一钱　苦参三钱　苦葶历酒洗，炒　石膏觉肚冷勿用　黄柏酒炒　知母炒，已上各五钱

上为极细末，打薄面糊为丸，如梧桐子大，每服一

45

百丸，空心服，白汤下，食压之。

退翳膏 治黑白翳。

麩仁　升麻已上各三分　连翘　防风　青皮已上各四分　甘草　柴胡已上各五分　当归身六分　荆芥穗一钱，水半盏别浸　生地黄一钱五分　黄连三钱

上用水一碗，入前药煎至半碗，去租，更上火煎至半盏，入荆芥水两匙，入蜜少许，再上火熬匀点之。

龙胆饮子 治疳眼流脓，生疳翳，湿热为病。

谷精草　川郁金　蛇退皮　炙甘草已上各五分　麻黄一钱五分　升麻二钱　青蛤粉　草龙胆　黄芩炒　羌活已上各三钱

上为细末，每服二钱，食后，温茶清调服之。

羌活退翳汤 治太阳寒水翳膜遮睛，不能视物。

羌活一两五钱　防风一两　荆芥穗煎成药加之　薄荷叶　藁本已上各七钱　酒知母五钱　黄柏四钱　川芎　当归身已上各三钱　酒生地黄一钱　小椒五分　细辛少许　麻黄二钱，用根

上㕮咀，每服三钱，水二大盏，煎至一盏半，入荆芥穗，再煎至一盏，去租，稍热服，食远。忌酒、醋、湿面等物。

还睛紫金丹 治目眶岁久赤烂，俗呼为赤瞎是也。当以三棱针刺目眶外，以泻湿热。如眼生倒睫拳毛，两目紧，盖内伏火热而攻阴气，法当去其内热火邪，眼皮缓则毛立出，翳膜亦退。用手法攀出内睑向外，以针刺之出血。

白沙蜜二拾两　甘石十两，烧七遍，碎，连水浸拌之

46

黄丹六两，水飞　拣连三两，小便浸，碎为末　南乳香
当归已上各三钱　乌鱼骨二钱　硇砂小盏内放于瓶口上熏
干　麝香已上各一钱　白丁香直者五分　轻粉一字

上将白沙蜜于砂石器内慢火去沫，下甘石，次下
丹，以柳枝搅，次下余药，以粘手为度，作丸如鸡头
大，每用一丸，温水化开洗。

柴胡聪耳汤　治耳中干结，耳鸣耳聋。

连翘四钱　柴胡三钱　炙甘草　当归身　人参已上
各一钱　水蛭五分，炒，别研　麝香少许，别研　虻虫三
个，去翅足，炒，别研

上除三味别研外，生姜三片，水二大盏，煎至一
盏，去粗，再下三味，上火煎一二沸，稍热服，食远。

温卫汤　治鼻不闻香臭，目中流火，气寒血热，冷
泪多，脐下冷，阴汗，足痿弱。

陈皮　青皮　黄连　木香已上各三分　人参　甘草
炙　白芷　防风　黄柏　泽泻已上各五分　黄芪　苍
术　升麻　知母　柴胡　羌活已上各一钱　当归身一钱五
分

上都作一服，水二盏，煎至一盏，去粗，食远服
之。

丽泽通气汤　治鼻不闻香臭。

黄芪四钱　苍术　羌活　独活　防风　升麻　葛根
已上各三钱　炙甘草二钱　麻黄不去节，冬月加　川椒
白芷已上各一钱

上吹咀，每服五钱，生姜三片，枣二枚，葱白三
寸，同煎至一盏，去粗，温服，食远。忌一切冷物，及

风寒凉处坐卧行立。

温肺汤 治鼻不闻香臭，眼多眵泪。

丁香二分　防风　炙甘草　葛根　羌活已上各一钱　升麻，黄芪已上各二钱　麻黄不去节，四钱

上为粗末，水二盏，葱白三根，煎至一盏，去粗，食后服。

御寒汤 治寒气风邪伤于皮毛，令鼻壅塞，咳嗽上喘之证。

黄连　黄柏　羌活已上各二分　炙甘草　佛耳草　款冬花　白芷　防风已上各三分　升麻　人参　陈皮已上各五分　苍术七分　黄芪一钱

上吹咀，都作一服，水二盏，煎至一盏，去粗，食后热服。

兰室秘藏

卷中

东垣老人李杲　撰

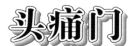 头痛门

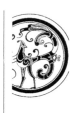

头 痛 论

金匮真言论云：东风生于春，病在肝，俞在颈项。故春气者病在头。又诸阳会于头面，如足太阳膀胱之脉，起于目内眦，上额交巅，上入络脑，还出别下项，病冲头痛。又足少阳胆之脉，起于目锐眦，上抵头角，病则头角额痛。夫风从上受之，风寒伤上，邪从外入，客于经络，令人振寒头痛，身重恶寒，治在风池、风府，调其阴阳，不足则补，有余则泻，汗之则愈，此伤寒头痛也。头痛耳鸣，九窍不利者，肠胃之所生，乃气虚头痛也。心烦头痛者，病在膈中，过在手巨阳、少阴，乃湿热头痛也。如气上不下，头痛癫疾者，下虚上实也，过在足少阴、巨阳，甚则入肾，寒湿头痛也。如头半边痛者，先取手少阳、阳明，后取足少阳、阳明，此偏头痛也。有真头痛者，甚则脑尽痛，手足寒至节，死不治。有厥逆头痛者，所犯大寒，内至骨髓，髓者，以脑为主，脑逆故令头痛，齿亦痛。

凡头痛皆以风药治之者，总其大体而言之也。高颠

之上，惟风可到，故味之薄者，阴中之阳，乃自地升天者也。然亦有三阴三阳之异。故太阳头痛，恶风寒、脉浮紧，川芎、羌活、独活、麻黄之类为主。少阳经头痛，脉弦细，往来寒热，柴胡为主。阳明头痛，自汗，发热不恶寒，脉浮缓长实者，升麻、葛根、石膏、白芷为主。太阴头痛，必有痰，体重，或腹痛，为痰癖，其脉沉缓，苍术、半夏、南星为主。少阴经头痛，三阴三阳经不流行，而足寒气逆为寒厥，其脉沉细，麻黄附子细辛汤为主。厥阴头疼项强，或吐痰沫，厥冷，其脉浮缓，吴茱萸汤主之。血虚头痛，当归、川芎为主。气虚头痛，人参、黄芪为主。气血俱虚头痛，调中益气汤少加川芎、蔓荆子、细辛，其效如神。

半夏白术天麻汤 治痰厥头痛药也。青空膏，乃风湿热头痛药也。羌活附子汤，治厥阴头痛药也。如湿气在头者，以苦吐之，不可执方而治。先师尝病头痛，发时两颊青黄，晕眩，目不欲开，懒言，身体沉重，兀兀欲吐。洁古曰：此厥阴、太阴合病，名曰风痰，以《局方》玉壶丸治之，更灸侠溪穴即愈。是知方者，体也，法者，用也，徒执体而不知用者弊，体用不失，可谓上工矣。

清空膏 治偏正头痛，年深不愈者。善疗风湿热头痛，上壅损目，及脑痛不止。

川芎五钱 柴胡七钱 黄连炒 防风去芦 羌活已上各一两 炙甘草一两五钱 细挺子黄芩三两，去皮，剉，一半酒制，一半炒

上为细末，每服二钱匕，热盏内入茶少许，汤调如

膏，抹在口内，少用白汤送下，临卧。

如苦头痛，每服加细辛二分。

如太阴脉缓有痰，名曰痰厥头痛，减羌活、防风、川芎、甘草，加半夏一两五钱。

如偏头痛，服之不愈，减羌活、防风、川芎一半，加柴胡一倍。

如发热恶热而渴，此阳明头痛，只与白虎汤加好吴白芷。

彻清膏

蔓荆子 细辛已上各一分 薄荷叶 川芎已上各三分 生甘草 熟甘草已上五分 蒿本一钱

上为细末，每服二钱，食后茶清调下。

川芎散 治头目不清利。

川芎三分 柴胡七分 羌活 防风 藁本 生甘草 升麻已上各一钱 熟甘草 酒生地黄各二钱 酒黄连炒 酒黄芩已上各四钱五分

上为细末，每服一钱或二三钱，食后茶清调下，忌酒湿面。

白芷散 一名郁金散 治头痛。

郁金一钱 香白芷 石膏已上各二钱 薄荷叶 芒硝已上各三钱

上为极细末，口含水，鼻内嗒之。

碧云散 治头痛。

细辛 郁金 芒硝已上各一钱 蔓荆子 川芎已上各一钱二分 石膏一钱三分 青黛一钱五分 薄荷叶二钱 红豆一个

上为极细末，口噙水，鼻内嗜之。

羌活清空膏

蔓荆子一钱　黄连三钱　羌活　防风　甘草已上各四钱　黄芩一两

上为细末，每服一钱，茶清调下，食后，临卧。

清上泻火汤　昔有人年少时气弱，常于气海三里灸之，节次约五七十壮，至年老添热厥头痛，虽冬天大寒，犹喜寒风，其头痛则愈，微来暖处，或见烟火，其痛复作，五七年不愈，皆灸之过也。

荆芥穗　川芎已上各二分　蔓荆子　当归身　苍术已上各三分　酒黄连　生地黄　藁本　甘草已上各五分　升麻　防风已上各七分　酒黄柏　炙甘草　黄芪已上各一钱　酒黄芩　酒知母已上各一钱五分　羌活三钱　柴胡五钱　细辛少许　红花少许

上剉如麻豆大，分作二服，每服水二盏，煎至一盏，去粗，稍热服，食后。

补气汤　服前药之后服此药。

柴胡二分　升麻三分　黄芪八分　当归身二钱　炙甘草四钱　红花少许

上㕮咀，作二服，水二盏，煎至一盏，去粗，稍热服，食后。

细辛散　治偏正头痛。

细辛　瓦粉已上各二分　生黄芩　芍药已上各五分　酒黄连　川芎已上各七分　炒黄芩　酒黄芩已上各一钱　炙甘草一钱五分　柴胡二钱

上为粗末，每服三钱，水一大盏半，煎至一盏，取清，食后服之。

羌活汤 治风热壅盛，上攻头目昏眩。

炙甘草七分 泽泻三钱 酒洗瓜蒌根 白茯苓 酒黄柏已上各五钱 柴胡七钱 防风 细黄芩酒洗 酒黄连 羌活已上各一两

上为粗末，每服五钱，重水二中盏，煎至一盏，取清，食后、临卧、通口热服之。

养神汤 治精神短，不得睡，项筋肿急难伸，禁甘温，宜苦味

木香 橘皮 柴胡已上各一分 酒黄芩二分 人参 黄柏 白术 川芎已上各三分 升麻四分 苍术 麦蘖面 当归身 黄连已上各五分 甘草 半夏已上各七分 黄芪一钱

上㕮咀，每服五钱，水二大盏，煎至一盏，去粗，稍热服，不拘时候。

安神汤 治头痛，头旋眼黑。

生甘草 炙甘草已上各二钱 防风二钱五分 柴胡 升麻 酒生地黄 酒知母已上各五钱 酒黄柏 羌活已上各一两 黄芪二两

上为粗末，每服五钱，水二大盏半，煎至一盏半，加蔓荆子五分、川芎三分，再煎至一盏，去粗，临卧热服。

半夏白术天麻汤 范天骙之内有脾胃证，时显烦躁，胸中不利，大便不通，而又为寒气怫郁，闷乱大作，火不伸故也。疑其有热，服疏风丸，大便行，其病不减，恐其药少，再服七八十丸，大便复见两行，元证

不瘥，增以吐逆、食不能停、痰唾稠黏，涌出不止，眼黑头旋，恶心烦闷，气短促上喘，无力以言，心神颠倒，目不敢开，如在风云中，头苦痛如裂，身重如山，四肢厥冷，不得安卧。余料前证是胃气已损，复下两次，则重虚其胃，而痰厥头痛作矣，与此药而治之。

黄柏二分，酒洗　干姜三分　泽泻　白茯苓　天麻　黄芪　人参　苍术已上各五分　炒神曲　白术已上各一钱　麦糵面　半夏汤洗　橘皮已上各一钱五分

上㕮咀，每服五钱，水二大盏，煎至一盏，去柤，热服，食前，一服而愈。

此头痛苦甚，谓之足太阴痰厥头痛，非半夏不能疗。眼黑头旋，风虚内作，非天麻不能除。黄芪甘温，泻火补元气，实表虚，止自汗。人参甘温，泻火补中益气。二术俱苦甘温，除湿，补中益气。泽泻、茯苓利小便导湿，橘皮苦温，益气调中升阳。神曲消食，荡胃中滞气；大麦面宽中助胃气。干姜辛热，以涤中寒。黄柏大苦寒，酒洗，以疗冬天少火在泉发躁也。

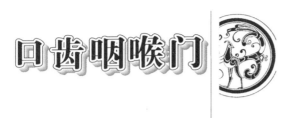

口齿咽喉门

口　齿　论

论曰：夫齿者肾之标，口者脾之窍，诸经多有会于口者。其牙齿，是手、足阳明之所过，上龈隶于坤土，乃足阳明胃之脉贯络也，止而不动；下龈嚼物，动而不休，手阳明大肠之脉所贯络也。手阳明恶寒饮而喜热，足阳明喜寒饮而恶热，其病不一。牙者，肾之标，亦喜寒，寒者坚牢，为病不同。热甚则齿动，龈断袒脱，作痛不已，故所治疗不同也。有恶热而作痛者，有恶寒而作痛者，有恶寒恶热而作痛者。有恶寒饮少热饮多而作痛者，有恶热饮少寒饮多而作痛者。有牙齿动摇而作痛者，有齿龈肿起为痛者。有脾胃中有风邪，但觉风而作痛者。又有牙上多为虫所蚀，其齿缺少而色变，为虫牙痛者。有胃中气少，不能于寒袒露其齿作痛者。有牙齿疼痛，而秽臭之气不可近者。痛既不一，岂可一药而尽之哉。

羌活散　治客寒犯脑，风寒湿脑痛，项筋急，牙齿动摇，肉龈袒脱疼痛。

藁本　香白芷　桂枝已上各三分　苍术　升麻已上各五分　当归身六分　草豆蔻仁一钱　羌活一钱五分　羊胫骨灰二钱　麻黄去根节　防风已上各三钱　柴胡五钱　细辛少许

上为细末，先用温水漱口净，擦之，其痛立止也。

草豆蔻散　治寒多热少，牙齿疼痛。

细辛叶　防风已上各二分　羊胫骨灰　熟地黄已上各五分　当归六分　草豆蔻仁　黄连已上各一钱三分　升麻二钱五分

上为细末，同前，牙痛处擦之。

麻黄散　治冬寒时分，寒湿脑痛，项筋急，牙齿动摇疼痛。

防风　藁本已上各三分　羊胫骨灰　当归身　熟地黄已上各六分　草豆蔻仁　升麻　黄连已上各一钱　羌活一钱五分　麻黄不去节　草龙胆酒洗　生地黄已上各二钱　细辛少许

上为细末，依前药法擦之。

热牙散　一名麝香散　治大热，牙齿瘴露，根肉龈脱血出，齿动欲落，疼痛，妨食物肴，反杵热多。

熟地黄二分　益智仁二分半　当归身　生地黄　麻黄根　酒汉防己　人参已上各三分　升麻一钱　草豆蔻　黄连以上各一钱五分　羊胫骨灰二钱　麝香少许

上为细末，如前药擦之。

治虫散　一名白芷散　治大寒犯脑，牙齿疼痛，及虫痛，胃经湿热肿痛。

桂枝一分　熟地黄二分　藁本　白芷已上各三分　当

兰室秘藏

归身　益智仁　黄连已上各四分　羌活五分　吴茱萸八分　草豆蔻　黄芪　升麻已上各一钱　羊胫骨灰二钱　麻黄不去节，二钱五分

上为细末，同前擦之。

益智木律散　治寒热牙痛。

木律二分　当归　黄连已上各四分　羊胫骨灰　益智皮　熟地黄已上各五分　草豆蔻皮一钱二分　升麻一钱五分

上为细末，用度如前擦之。

如寒牙痛，不用木律。

蝎梢散　治大寒风犯脑，牙痛。

白芷　当归身　柴胡已上各二分　桂枝　升麻　防风　藁本　黄芪已上各三分　羌活五分　草豆蔻皮一钱　麻黄去节，一钱五分　羊胫骨灰二钱五分　蝎梢少许

上为细末，如前法用之。

白牙散

白芷七分　升麻一钱　石膏一钱五分　羊胫骨灰二钱　麝香少许

上为细末，先用温水漱口，擦之妙。

刷牙散

麝香一分　生地黄　酒防己　熟地黄已上各二分　当归身　人参已上各三分　草豆蔻皮五分　升麻一钱　羊胫骨灰　黄连已上各二钱　白豆蔻　草豆蔻已上各三钱　没石子三个　五倍子一个

上为极细末，如前法擦之妙。

独圣散　治一切牙痛风疳。

北地蒺藜不以多少，阴干

上为细末，每用刷牙。以热浆水漱牙外，粗末熬浆水刷牙，大有神效，不可俱述。

当归龙胆散　治寒热停牙痛。

香白芷　当归梢　羊胫骨灰　生地黄已上各五分
麻黄　草豆蔻皮　草龙胆　升麻　黄连已上各一钱

上为细末，如前法擦之，神效。

牢牙地黄散　治脑寒痛及牙痛。

藁本二分　生地黄　熟地黄　羌活　防己　人参已上各三分　当归身　益智仁已上各四分　香白芷　黄芪已上各五分　羊胫骨灰　吴茱萸　黄连　麻黄已上各一钱
草豆蔻皮一钱二分　升麻一钱五分

上为细末，如前法擦之。

细辛散　治寒邪风邪脑疼，牙齿痛。

柴胡　防风　升麻　白芷已上各二分　桂枝二分半
麻黄去节　藁本　苍术已上各三分　当归身四分　草豆蔻五分　羊胫骨灰　羌活已上各一钱五分　细辛少许

上为细末，先漱后擦之佳。

立效散　治牙齿痛不可忍，痛及头脑项背，微恶寒饮，大恶热饮。其脉上中下三部阳虚阴盛，是五脏内盛，六腑阳道脉微小，小便滑数。

细辛二分　炙甘草三分　升麻七分　防风一钱　草龙胆酒洗四钱

上哎咀，都作一服，水一盏，煎至七分，去粗，以匙抄在口中，煤痛处，待少时则止。

如多恶热饮，更加草龙胆一钱，此法不定，随寒热多少，临时加减。

若更恶风作痛，加草豆蔻、黄连，已上各五分，勿加草龙胆。

牢牙散　治牙龈肉绽有根，牙疳肿痛，牙动摇欲落，牙齿不长，牙黄口臭。

羌活一两　草龙胆酒洗，一两五钱　羊胫骨灰二两　升麻四两

上为细末，以纱罗子罗骨灰，作微尘末，和匀，卧时贴在牙龈上。

清胃散　治因服补胃热药，致使上下牙疼痛不可忍，牵引头脑、满面发热，大痛。足阳明之别络入脑，喜寒恶热，乃是手足阳明经中热盛而作也。其齿喜冷恶热。

当归身　择细黄连如连不好，更加二分，夏月倍之　生地黄酒制，已上各三分　牡丹皮五分　升麻一钱

上为细末，都作一服，水一盏半，煎至一盏，去粗，带冷服之。

神功丸　治多食肉人，口臭不可近，牙齿疳蚀，牙龈肉将脱，牙齿落，血不止。

兰香叶如无，藿香代之　当归身　藿香用叶　木香已上各一钱　升麻二钱　生地黄酒洗　生甘草已上各三钱　黄连去须择净，酒洗秤　缩砂仁已上各五钱

上同为细末，汤浸馂饼为丸，如绿豆大，每服一百丸，或加至二百丸止，白汤下，食远服。

兼治血痢及血崩，及血下不止，血下褐色，或紫色、黑色，及肠澼下血。空心服，米汤下。其脉洪大而

缓者，及治麻木，厥气上冲，逆气上行，妄闻妄见者。

桔梗汤 治咽肿微觉痛，声破。

当归身 马勃已上各一分 白僵蚕 黄芩已上各三分 麻黄五分，不去节 桔梗 甘草已上各一钱 桂枝少许

上为粗末，作一服，水二大盏，煎至一盏，去粗，稍热服之，食后。

又方 治口疮久不愈者。

黄柏不计多少，真者，蜜涂其上，炙黄色

上为细末，干糁疮上，临卧。忌醋酱盐。

神验法 治口疮，无问久新。

夜间将二丸以历紧，左右交手揉三五十次，但遇睡觉行之，如此三五度。因湿而生者，一夜愈；久病诸般口疮，三二夜愈。如鼻流清涕者，历之二丸揉之，数夜可愈。

《内经》云：膀胱移热于小肠，膈肠不便，上为口糜。易老五苓散与导赤散合而饮之。

呕吐门

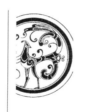

丁香茱萸汤　治呕吐哕，胃虚寒所致。

黄柏三分　炙甘草　丁香　柴胡　橘皮已上各五分
升麻七分　吴茱萸　苍术　人参已上各一钱　当归身一
钱五分　草豆蔻仁　黄芪已上各二钱

上为粗末，每服五钱，水二大盏，煎至一盏，去
粗，稍热服，食前。

白术汤　一名茯苓半夏汤　治胃气虚弱，身重有痰，
恶心欲吐，是风邪羁绊于脾胃之间，当先实其脾胃。

炒神麯二钱　陈皮　天麻已上各三钱　白术　白茯
苓　麦蘗面炒黄色　半夏已上各五钱

上吹咀，每服五钱，水二盏，入生姜五片，同煎至
一盏，去粗，稍热服之。

补肝汤　一名柴胡半夏汤　治素有风证，不敢见风，
眼涩，头痛眼黑，胸中有痰，恶心，兀兀欲吐，遇风但
觉皮肉紧，手足难举重物，如居暖室，少出微汗，其证
乃减，再或遇风，病即复。

柴胡　升麻　藁本已上各五分　白茯苓七分　炒神曲　苍术已上各一钱　半夏二钱　生姜十片

上为粗末，都作一服，水二大盏，煎至一大盏，去粗，稍热服。

吴茱萸丸　一名木香利膈丸　治寒在膈上，噎塞，咽膈不通。

木香　青皮已上各二分　白僵蚕　姜黄　泽泻　柴胡已上各四分　当归身　炙甘草已上各六分　益智仁　人参　橘皮　升麻　黄芪已上各八分　半夏一钱　草豆蔻仁　吴茱萸已上各一钱二分　麦蘖面一钱五分

上为细末，汤浸饙饼为丸，如绿豆大，每服二三十丸，温水送下，勿多饮汤，恐速下，细嚼亦得。

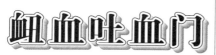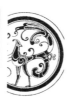

衄血吐血门

麦门冬饮子 治吐血久不愈，以三棱针于气街上出血，立愈。更服：

黄芪一钱　麦门冬　当归身　生地黄　人参已上各五分　五味子十个

上为粗末，都作一服，用水二盏，煎至一盏，去粗，热服，不拘时。

人参饮子 治脾胃虚弱，气促气弱，精神短少，衄血吐血。

麦门冬二分　人参去芦　当归身已上各三分　黄芪白芍药　甘草已上各一钱　五味子五个

上为粗末，都作一服，用水二盏，煎至一盏，去粗，稍热服。

一贫者有前证，以前药投之愈，继而至冬天，居旷室中，卧大热炕，而吐血数次，再来求治，料此病久虚弱，附脐有形，而有火热在内，上气不足，阳气外虚，当补表之阳气，泻其里之虚热，是其法也。冬天居旷室，衣盖单薄，是重虚其阳，表有大寒，壅遏里热，火邪不得舒伸，故血出于口。忆仲景《伤寒论》中一证，太阳伤寒，当以麻黄汤发汗，而不与之，遂成衄，却与麻黄汤立愈，此法相同，予遂用之。

麻黄桂枝汤

人参益上焦元气不足，而实其表也　麦门冬保肺气，已上各三分　桂枝以补表虚　当归身和血养血，各五分　麻黄去根节　甘草补其脾胃之虚　黄芪实表益卫　白芍药已上各一钱　五味子五个，安其脉气

上以水三盏，先煮麻黄一味，令沸去沫，至二盏，入余药，同煎至一盏，去粗，热服，临卧。只一服而愈，更不再作。

黄芪芍药汤　治鼻衄血多，面黄，眼涩多眵，手麻木。

葛根　羌活已上各五钱　白芍药　升麻已上各一两　炙甘草二两　黄芪三两

上㕮咀，每服五钱，水二盏，煎至一盏，食后温服。

六脉弦细而涩，按之空虚，其色必白而夭不泽者，脱血也，此大寒证。以辛温补血益血，以甘温甘热滑润之剂以佐之，则愈，此亡血亦伤精气。

三黄补血汤　治六脉俱大，按之空虚，心面赤，善惊，上热，乃手少阴心脉也，此气盛多而亡血，以甘寒镇坠之剂，大泻其气，以坠气浮；以甘辛温微苦，峻补其血。

牡丹皮　黄芪补之以防血溢五竭　升麻已上各一钱

当归　柴胡已上各一钱五分　　熟地黄　　川芎已上各二钱
生地黄三钱　　白芍药五钱

上㕮咀，如麻豆大，每服五钱，水二大盏，煎至一
大盏，去粗，稍热服，食前。

如两寸脉芤，血在上焦，或衄血，或呕血，与犀角
地黄汤则愈。

救脉汤　一名人参救肺散　治吐血。

甘草　苏木　陈皮已上各五分　　升麻　柴胡　苍术
已上各一钱　当归梢　熟地黄　白芍药　黄芪　人参已
上各二钱

上为粗末，都作一服，水二大盏，煎至一盏，去
粗，稍温食前服。

止衄血法　治鼻血久不止，素有热而暴作者，诸药
无验，神法以大白纸一张作八摺或十摺，于极冷水内浸
湿，置顶中，以热熨斗熨之，至一重或二重纸干，立
止。

腰痛门

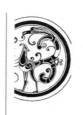

川羌肉桂汤 丁未冬，曹通甫自河南来，有役人小翟，露宿寒湿之地，腰痛不能转侧，两胁搐急作痛，已经月余不愈矣。腰痛论中说，皆为足太阳、足少阴血络中有凝血作痛，间有一二证属少阳胆经外络脉病，皆宜去血络之凝乃愈。其《内经》有云：冬三月禁不得用针，只宜服药，通其经络，破其血络中败血，以此药主之。

酒汉防己　防风已上各三分　炒神曲　独活已上各五分　川芎　柴胡　肉桂　当归梢　炙甘草　苍术已上各一钱　羌活一钱五分　桃仁五个，去皮尖，研如泥

上㕮咀，都作一服，好酒三大盏，煎至一大盏，去粗，稍热食远服。

独活汤 治因劳役，腰痛如折，沉重如山。

炙甘草二钱　羌活　防风　独活　大黄煨　泽泻　肉桂已上各三钱　当归梢　连翘已上各五钱　酒汉防己　酒黄柏已上各一两　桃仁三十个

上㕮咀，每服五钱，酒半盏，水一大盏半，煎至一盏，去粗，热服。

破血散疼汤　治乘马损伤，跌其脊骨，恶血流于胁下，其痛苦楚，不能转侧，妨于饮食。

羌活　防风　中桂已上各一钱　苏木一钱五分　连翘当归梢　柴胡已上各二钱　水蛭三钱，炒去烟尽，别研　麝香少许，别研

上件分作二服，每服酒二大盏，水一大盏，除水蛭、麝香另研如泥，煎余药作一大盏，去粗，上火令稍热，调二味空心服之，两服立愈。

地龙散　治腰脊痛，或打扑损伤，从高坠下，恶血在太阳经中，令人腰脊痛，或胫、腨、臂、股中痛不可忍，鼻塞不通。

当归梢一分　中桂　地龙已上各四分　麻黄五分　苏木六分　独活　黄柏　甘草已上各一钱　羌活二钱　桃仁六个

上㕮咀，每服五钱，水二盏，煎至一盏，去粗，温服，食远。

苍术汤　治湿热腰腿疼痛。

防风风能胜湿　黄柏已上各一钱，始得之时寒也，久不愈，寒化为热，除湿止痛　柴胡二钱，行经　苍术三钱，去湿止痛

上都作一服，水二大盏，煎至一盏，去粗，空心服。

麻黄复煎散　治阴室中汗出懒语，四肢困倦无力，走注疼痛，乃下焦伏火而不得伸，浮而躁热，汗出，一

身尽痛，盖风湿相搏也。以升阳发汗，渐渐发之；火郁，乃湿在经者，亦宜发汗。况正值季春之月，脉缓而迟，尤宜发汗。令风湿去而阳升，以此困倦乃退，气血俱得生旺也。

白术　人参　生地黄　柴胡　防风已上各五分　羌活　黄柏已上各一钱　麻黄去节微捣，不令作末，水五大盏，煎令沸，去沫，煎至三盏，入下项药再煎　黄芪已上各二钱　甘草三钱　杏仁三个，去皮

上㕮咀，都作一服，入麻黄汤煎至一盏，临卧服之。勿令食饱，取渐次有汗则效。

缓筋汤　一名羌活汤　治两目如火，肿痛，两足及伏兔筋骨痛，膝少力，身重腰痛，夜恶寒，痰嗽，颈项皆急痛，目外眦目系急，食不下。

熟地黄一分　生甘草　柴胡　红花　炙甘草　苏木　独活已上各二分　藁本　升麻　黄芩　草豆蔻仁　酒黄柏　生地黄　当归身　麻黄已上各三分　羌活三钱　苍术五分

上为粗末，都作一服，水二大盏，煎至一盏，去粗，食远服之。

拈痛汤　治湿热为病，肩背沉重，肢节疼痛，胸膈不利。

白术一钱五分　人参去芦　苦参酒炒　升麻去芦　葛根　苍术已上各二钱　防风去芦　知母酒洗　泽泻　黄芩炒　猪苓　当归身已上各三钱　炙甘草　黄芩酒洗　茵陈酒炒　羌活已上各五钱

上㕮咀，每服一两，水二大盏，煎至一盏，去粗，

食远服。

苍术复煎散 治寒湿相合，脑户痛，恶寒，项筋脊骨强，肩背胛眼痛，膝髌痛无力，行步沉重。

红花一分　黄柏三分　柴胡　藁本　泽泻　白术
升麻已上各五分　羌活一钱　苍术四两，水二椀，煎二盏，去粗，入药

上㕮咀，先煎苍术汤二大盏，复煎前项药至一大盏，稍热空心服，取微汗为效。忌酒湿面。

羌活苍术汤 治脚膝无力沉重

炙甘草　黄柏　草豆蔻　生甘草　葛根已上各五分
橘皮六分　柴胡七分半　升麻　独活　缩砂仁　苍术已上各一钱　防风一钱五分　黄芪二钱　知母二钱五分　羌活三钱

上㕮咀，分作二服，水二大盏，煎至一盏，去粗，空心服。

妇人门

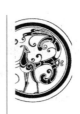

经闭不行有三论

阴阳别论云：二阳之病发心脾，有不得隐曲，女子不月。其传为风消，为息贲者，死不治。妇人脾胃久虚，或形羸，气血俱衰，而致经水断绝不行。或病中消，胃热，善食渐瘦，津液不生。夫经者，血脉津液所化，津液既绝，为热所烁，肌肉消瘦，时见渴燥，血海枯竭，病名曰血枯经绝。宜泻胃之燥热，补益气血，经自行矣。此证或经适行而有子，子不安为胎病者有矣。

或心胞脉洪数，躁作，时见大便秘涩，小便虽清不利，而经水闭绝不行，此乃血海干枯。宜调血脉，除包络中火邪，而经自行矣。《内经》所谓小肠移热于大肠，为虙瘕、为沉。脉涩不利，则月事沉滞而不利，故云为虙瘕为沉也。

或因劳心，心火上行，月事不来，安心和血泻火，经自行矣。故《内经》云：月事不来者，胞脉闭也。胞脉者，属心而络于胞中，今气上迫肺，心气不得下通，故月事不来也。

经漏不止有二论

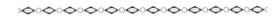

　　阴阳别论云：阴虚阳搏谓之崩。妇人脾胃虚损，致命门脉沉细而数疾，或沉弦而洪大有力，寸关脉亦然。皆由脾胃有亏，下陷于肾，与相火相合，湿热下迫，经漏不止。其色紫黑，如夏月腐肉之臭。中有白带者，脉必弦细，寒作于中；中有赤带者，其脉洪数疾，热明矣。必腰痛，或脐下痛，临经欲行，先见寒热往来，两胁急缩；兼脾胃证出现，或四肢困热，心烦不得眠卧，心下急。宜大补脾胃而升举血气，可一服而愈。

　　或人故贵脱势，人事疎少，或先富后贫，病名脱营者，心气不足，其火大炽，旺于血脉之中；又致脾胃饮食失节，火乘其中。形质肌肉容颜，似不病者，此心病也，不形于诊，故脾胃饮食不调，其证显矣。而经水不时而下，或适来适断，暴下不止。治当先说恶死之言劝谕，令拒死而心不动，以大补气血之药，举养脾胃，微加镇坠心火之药，治其心，补阴泻阳，经自止矣。痿论云：悲哀太甚则胞络绝也，阳气内动，发则心下崩，数溲血也。故本病曰：大经空虚，发则肌痹，传为脉痿，此之谓也。

　　升阳除湿汤　一名调经升阳除湿汤　治女子漏下恶血，月事不调，或暴崩不止，多下水浆之物。皆由饮食不节，或劳伤形体；或素有心气不足，因饮食劳倦，致令心火乘脾。其人必怠惰嗜卧，四肢不收，因倦乏力，无气以动，气短上气，逆急上冲。其脉缓而弦急，按之洪大，皆中之下得之，脾土受邪也。脾主滋荣周身者也；心主血，血主脉，二者受邪，病皆在脉。脉者，血之府也；脉者，人之神也。心不主令，包络代之。故曰心之脉主属心系，心系者，包络命门之脉也，主月事。因脾胃虚而心包乘之，故漏下月水不调也。况脾胃为血气阴阳之根蒂也。当除湿去热，益风气上伸，以胜其湿。又云：火郁则发之。

当归酒洗　独活已上各五分　蔓荆子七分　防风　炙甘草　升麻　藁本已上各一钱　柴胡　羌活　苍术　黄芪已上各一钱五分

上剉如麻豆大，勿令作末，都作一服，以洁净新汲水五大盏，煎至一大盏，去相，空心热服，待少时，以早饭压之，可一服而已。如灸足太阴脾经中血海穴二七壮，亦已。

此药乃从权之法，用风胜湿，为胃下陷，而气迫于下，以救其血之暴崩也。并血恶之物住后，必须黄芪、人参、炙甘草、当归之类数服以补之，于补气升阳汤中加以和血药便是也。若经血恶物下之不绝，尤宜究其根源，治其本经，只益脾胃，退心火之亢，乃治其根蒂也。若遇夏月，白带下脱漏不止，宜用此汤，一服立止。

凉血地黄汤　治妇人血崩，是肾水阴虚，不能镇守包络相火，故血走而崩也。

黄芩　荆芥穗　蔓荆子已上各一分　黄柏　知母　藁本　细辛　川芎已上各二分　黄连　羌活　柴胡　升麻　防风已上各三分　生地黄　当归已上各五分　甘草一钱　红花少许

上㕮咀，都作一服，水三大盏，煎至一盏，去粗，稍热空心服之。

足太阴脾之经中血海二穴，在膝髌上内廉白肉际二寸中。治女子漏下恶血，月事不调，逆气腹胀，其脉缓者是也，灸三壮。

足少阴肾之经中阴谷二穴，在膝内辅骨后，大筋下，小筋上，按之应手，屈膝取之。治膝如锥，不得屈伸，舌纵涎下，烦逆溺难，少腹急，引阴痛，股内廉痛。妇人漏血不止，腹胀满，不得息，小便黄，如蛊；女子如妊身，可灸二壮。

酒煮当归丸　治癫疝，白带下痓，脚气，腰已下如在冰雪中，以火焙炕，重重厚绵衣盖其上，犹寒冷不任，阴寒之极也。面白如枯鱼之象，肌肉如刀刮削，瘦峻之速也。小便不止，与白带长流而不禁固，自不知觉，面白，目青蓝如菜色，目眽眽无所见。身重如山，行步欹侧，不能安地，腿膝枯细，大便难秘，口不能言，无力之极。食不下，心下痞，烦心懊恼，不任其苦。面停垢，背恶寒，小便遗而不知。此上中下三阳真气俱虚欲竭，哕呕不止，胃虚之极也。脉沉厥、紧而涩，按之空虚。若脉洪大而涩，按之无力，犹为中寒之证，况按之空虚者乎？按之不鼓，是为阴寒，乃气血俱虚之极也。

茴香五钱　　黑附子炮制，去皮脐　　良姜已上各七钱
当归一两

上四味，剉如麻豆大，以上等好酒一盏半，同煮，
至酒尽焙干。

炙甘草　　苦楝生用　　丁香已上各五钱　　木香　升麻已
上各一钱　　柴胡二钱　　炒黄盐　　全蝎已上各三钱　　延胡索
四钱

上与前四味药同为细末，酒煮面糊为丸，如梧桐子
大，每服五七十丸，空心，淡醋汤下。忌油腻、冷物、
酒、湿面。

固真丸　　治白带久下不止，脐腹冷痛，阴中亦然。
目中溜火，上壅，视物晄晄然无所见。齿皆恶热饮痛，
须得黄连细末擦之乃止。惟喜干食，大恶汤饮。此病皆
寒湿乘其胞内，故喜干而恶湿，肝经阴火上溢走于标，
故上壅而目中溜火；肾水侵肝而上溢，致目晄晄而无所
见；齿恶热饮者，是少阴阳明经中伏火也。治法当大泻
寒湿，以丸药治之。故曰寒在下焦治宜缓，大忌汤散。
以酒制白石脂、白龙骨以枯其湿；炮干姜大辛热，泻寒
水。以黄柏之大寒，为因用，又为乡导。治法云，古者
虽有重罪，不绝人之后，亦为之伏其所主，先其所因之
意，又泻齿中恶热饮也。以柴胡为本经之使，以芍药五
分导之，恐辛热之药大甚，损其肝经，故微泻之。以当
归身之辛温，大和其血脉，此用药之法备矣。

黄柏酒洗　　白芍药已上各五分　　柴胡　　白石脂已上各
一钱，火烧赤，水飞细研，日干　　白龙骨酒煮，日干，水飞
为末　　当归酒洗，已上各二钱　　干姜四钱，炮

上件除龙骨、白石脂水飞研外，同为细末，水煮面糊为丸，如鸡头仁大，日干，每服三十丸，空心多用白沸汤下，无令胃中停滞，待少时，以早饭压之，是不令热药犯胃。忌生、冷、硬物、酒、湿面。

乌药汤　治妇人血海疼痛。

当归　甘草　木香已上各五钱　乌药一两　香附子二两炒

上吹咀，每服五钱，水二大盏，去粗，温服，食前。

助阳汤　一名升阳燥湿汤　治白带下，阴户中痛，空心而急痛，身黄皮缓，身重如山，阴中如冰。

生黄芩　橘皮已上各五分　防风　高良姜　干姜　郁李仁　甘草已上各一钱　柴胡一钱三分　白葵花七朵

上剉如麻豆大，分作二服，每服水二大盏，煎至一盏，去粗，食前稍热服。

水府丹　治妇人久虚积冷，经候不行，癥瘕癖块，腹中暴痛，面有黚黯，黎黑赢瘠。

硇砂纸隔沸汤淋熬取　红豆已上各五钱　桂心另为末　木香　干姜已上各一两　砂仁二两　经煅花蕊石研，一两五钱　斑蝥壹佰个，去头翅　生地黄汁　童子小便各一升　腊月狗胆七枚　芫青三佰个，去头足，糯米一升炒，米黄，去米不用

上九味为细末，同三汁熬为膏，和丸如鸡头大，朱砂为衣，每服一丸，温酒细嚼，食前服，米饮亦可。孕妇不可服。

丁香胶艾汤　治崩漏不止，盖心气不足，劳役及饮食不节所得，经隔少时。其脉二尺俱弦紧洪，按之无

力。其证，自觉脐下如冰，求厚衣被以御其寒。白带白滑之物多，间有如屋漏水下，时有鲜血，右尺脉时微洪也。

熟地黄　白芍药已上各三分　川芎　丁香已上各四分阿胶六分　生艾叶一钱　当归一钱二分

上川芎为细末，当归酒洗剉，熟地黄、丁香为细末，艾亦剉，都作一服，水五大盏，先煎五味作一盏零二分，去粗，入胶，再上火，煎至一大盏，带热空心服之。

黄芪当归人参汤　丁未仲冬，郭大方来说，其妻经水暴崩不止，先曾损身失血，自后一次缩一十日而来，今次不止，其人心窄，性急多惊。以予料之，必因心气不足，饮食不节得之。大方曰无。到彼诊得掌中寒，脉沉细而缓，间而沉数，九窍微有不利，四肢无力，上喘气短促，口鼻气皆不调，果有心气不足，脾胃虚弱之证。胃脘当心而痛，左胁下缩急有积，当脐有动气，腹中鸣，下气，大便难，虚证极多，不能尽录。拟先治其本，余证可以皆去。安心定志，镇坠其惊；调和脾胃，大益元气；补其血脉，令养其神。以大热之剂，去其冬寒凝在皮肤内；少加生地黄，去命门相火，不令四肢痿弱。

黄连一分　生地黄三分　炒神曲　橘皮　桂枝已上各五分　草豆蔻仁六分　黄芪　人参　麻黄不去节，已上各一钱　当归身一钱五分　杏仁五个，另研如泥

上㕮咀，作二服，水二大盏半，煎麻黄令沸，去沫，煎至二盏，入诸药同煎，至一大盏，于巳午之间，食消尽服之，一服立止。其胃脘痛，乃胃上有客寒，与

78

大热药草豆蔻丸一十五丸，白汤送下，其痛立止。再与肝之积药，除其积之根源而愈。

当归芍药汤 治妇人经脉漏下不止，其色鲜红，时值七月，处暑之间，先因劳役，脾胃虚弱，气短气逆，自汗不止，身热闷乱，恶见饮食，非惟不入，亦不思食，沉懒困倦，四肢无力，大便时泄，后再因心气不足，经脉再下不止，惟觉气下脱，其元气逆上全无，惟觉心腹中气下行，气短少，不能言，是无力以言，非懒语也，此药主之。

柴胡二分　炙甘草　生地黄已上各三分　橘皮不去白　熟地黄已上各五分　黄芪一钱五分　苍术泔浸，去皮　当归身　白芍药　白术已上各二钱

上十味，咬咀如麻豆大，分作二服，水二盏半，煎至一盏，去粗，稍热空心服之。

柴胡调经汤 治经水不止，鲜红，项筋急，脑痛，脊骨强痛。

炙甘草　当归身　葛根已上各三分　独活　藁本　升麻已上各五分　柴胡七分　羌活　苍术已上各一钱　红花少许

上剉如麻豆大，都作一服，水四大盏，煎至一盏，去粗，空心稍热服，取微汗立止。

一妇人经候，黑血凝结成块，左厢有血瘕，水泄不止，谷有时不化，后血块暴下，并水注俱作，是前后二阴有形之血脱竭于下。既久，经候犹不调，水泄日见三两行，食罢烦心，饮食减少，甚至瘦弱。东垣老人曰：夫圣人治病，必本四时升降浮沉之理，权变之宜，必先

岁气，无伐天和，无胜无虚，遗人夭疾，无致邪，无失正，绝人长命。故仲景云：阳盛阴虚，下之则愈，汗之则死；阴盛阳虚，汗之即愈，下之即死。大抵圣人立法各自有义。且如升阳或发散之剂，是助春夏之阳气，令其上升，乃泻秋冬收藏殒杀寒凉之气，此病是也，当用此法治之，升降浮沉之至理也。天地之气，以升降浮沉，乃从四时，如治病不可逆之。故经云：顺天则昌，逆天则亡，可不畏哉。

夫人之身，亦有四时，天地之气，不可止认在外，人亦体同天地也。今经漏不止，是前阴之气血已脱下矣；水泄又数年，是后阴之气血下陷以脱矣。后阴者，主有形之物也；前阴者，精气之户，下竭，是病人周身之血气，常行秋冬之令，阴主杀，此等收藏之病是也。阳生阴长，春夏是也，在人之身，令气升浮者，谷气上行是也。既病人周身血气皆不生长，谷气又不胜，其肌肉消少，是两仪之气俱将绝矣。既下元二阴俱脱，血气将竭。假令当是热证，今下焦久脱，化为寒矣。此病久沉久降，寒湿大胜，当急救之，泻寒以热，除湿以燥，大升大举，以助生长，补养气血，不致偏竭。圣人立治之法，既湿气大胜，以所胜治之，助甲风木上升是也，故经云：风胜湿，是以所胜平之也。当先调和胃气，次用白术之类，以燥其湿，而滋元气；如其不止，后用风药以胜湿，此便是大举大升，以助春夏二湿之久陷下之至治也。

益胃升阳汤　血脱益气，古圣人之法也。先补胃气，以助生发之气，故曰阳生阴长。诸甘药为之先务，举世皆以为补气，殊不知甘能生血，此阳生阴长之理也。故先理胃气，人之身内，胃气为宝。

柴胡　升麻已上各五分　炙甘草　当归身酒洗　陈皮已上各一钱　人参去芦，有嗽去之　炒神曲已上各一钱五分　黄芪二钱　白术三钱　生黄芩少许

上㕮咀，每服二钱，水二大盏，煎至一盏，去粗，稍热服。

如腹中痛，每服加白芍药三分，中桂少许。

如渴或口干，加葛根二分，不拘时候。

升阳举经汤　治经水不止，如右尺脉按之空虚，是气血俱脱，大寒之证。轻手其脉敷疾，举指弦紧或涩，皆阳脱之证，阴火亦亡；见热证于口、鼻、眼，或渴，此皆阴躁，阳欲先去也。当温之，举之，升之，浮之，燥之，此法大升浮血气，切补命门之下脱也。

肉桂去皮，盛夏勿用，秋冬用　白芍药　红花已上各五分　细辛六分　人参去芦　熟地黄　川芎已上各一钱独活根　黑附子炮制，去皮脐　炙甘草已上各一钱五分羌活　藁本去土　防风已上各二钱　白术　当归　黄芪柴胡已上各三钱　桃仁十个，汤浸去皮尖，细研

上㕮咀，每服三钱，若病势顺，当渐加至五钱，每服水三盏，煎至一盏，空心热服。

半产误用寒凉之药论

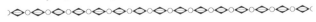

妇人分娩及半产漏下，昏冒不省，瞑目无所知觉，

盖因血暴亡，有形血去，则心神无所养。心与包络者，君火、相火也，得血则安，亡血则危。火上炽，故令人昏冒；火胜其肺，瞑目不省人事，是阴血暴去，不能镇抚也。血已亏损，往往用滑石、甘草、石膏之类，乃辛甘大寒之药，能泻气中之热，是血亏泻气，乃阴亏泻阳，使二者俱伤，反为不足，虚劳之病。昏迷不省者，上焦心肺之热也，此无形之热，用寒凉之药，驱令下行。岂不知上焦之病，悉属于表，乃阴证也。汗之则愈，今反下之，幸而不死，暴亏气血，生命岂能久活。又不知《内经》有说，病气不足，宜补不宜泻；但瞑目之病，悉属于阴，宜汗不宜下。又不知伤寒郁冒，得汗则愈，是禁用寒凉药也。分娩半产，本气不病，是暴去其血，亡血补血，又何疑焉，补其血则神昌。常时血下降亡，今当补而升举之，心得血而养，神不昏矣。血若暴下，是秋冬之令大旺，今举而升之，以助其阳，则目张神不昏迷矣。今立一方，补血养血，生血益阳，以补手足厥阴之不足也。

全生活血汤

红花三分　蔓荆子　细辛已上各五分　生地黄夏月多加之　熟地黄已上各一钱　藁本　川芎已上各一钱五分　防风诸阳既陷，何以知之，血下脱故也　羌活　独活　炙甘草　柴胡去苗　当归身酒洗　葛根已上各二钱　白芍药　升麻已上各三钱

上㕮咀，每服五钱，水二盏，煎至一盏，去柤，食前稍热服。

当归附子汤　治脐下冷痛，赤白带下。

当归二分　炒盐三分　蝎梢　升麻已上各五分　甘草六分　柴胡七分　黄柏少许为引用　附子　干姜　良姜各一钱

上为粗末，每服五钱，水二盏，煎至一盏，去粗，稍热服。或为细末，酒面糊为丸亦可。

调经补真汤　冬后一月，微有地泥冰泮，其白带再来，阴户中寒，一服立止。

独活　干姜炮　藁本　防风　苍术已上各二分　麻黄不去节　炙甘草　人参去芦　当归身　白术　生黄芩　升麻已上各五分　黄芪七分　良姜　泽泻　羌活已上各一钱　柴胡四钱　杏仁二个　桂枝少许　白葵花七朵，去萼

上吹咀，除黄芩、麻黄各另外，都作一服，先以水三大盏半，煎麻黄一味令沸，掠去沫，入余药同煎，至一盏零七分，再入生黄芩，煎至一盏，空心服之，候一时许，可食早饭。

坐药龙盐膏

茴香三分　枯矾五分　良姜　当归梢　酒防己　木通已上各一钱　丁香　木香　川乌炮，已上各一钱五分　龙骨　炒盐　红豆　肉桂已上各二钱　厚朴三钱　延胡索五钱　全蝎五个

上为细末，炼蜜为丸，如弹子大，绵裹留系在外，内丸药阴户内，日易之。

胜阴丹　为上药力小，再取三钱，内加行性热药，项下：

柴胡　羌活　枯白矾　甘松　升麻已上各二分　川乌头　大椒　三奈子已上各五分　蒜七分　破故纸八分，

与蒜同煮，焙干秤　全蝎三个　麝香少许

上为细末，依前法用。

回阳丹

羌活　全蝎　升麻根　甘松已上各二分　草乌头水蛭炒，已上各三分　大椒　三奈子　荜拨　枯矾已上各五分　柴胡　川乌已上各七分　炒黄盐为必用之药，去之则不效　破故纸　蒜已上各一钱　虻虫三个，去翅足，炒

上为极细末，依前制用，脐下觉暖为效。

柴胡丁香汤　治妇人年三十岁，临经先腰脐痛，甚则腹中亦痛，经缩三两日。

生地黄二分　丁香四分　当归身　防风　羌活已上各一钱　柴胡一钱五分　全蝎一个

上件都作一服，水二盏，煎至一盏，去租，食前稍热服。

延胡苦楝汤　治脐下冷，撮痛，阴冷大寒，白带下。

黄柏一分为引用　延胡索　苦楝子已上各二分　附子炮　肉桂已上各三分　炙甘草五分　熟地黄一钱

上都作一服，水二大盏，煎至一盏，食前服。

桂附汤　治白带腥臭，多悲不乐，大寒。

黄柏为引用　知母已上各五分　肉桂一钱　附子三钱

上㕮咀，都作一服，水二盏，煎至一盏，去租，食远热服。

如少食常饱，有时似腹胀夯闷，加白芍药五分。

如不思饮食，加五味子二十个。

如烦恼，面上如虫行，乃胃中元气极虚，加黄芪一

钱五分、人参七分、炙甘草、升麻已上各五分。

人参补气汤 治四肢懒倦，自汗无力。

丁香末二分　生甘草梢　炙甘草已上各三分　生地黄　白芍药已上各五分　熟地黄六分　人参　防风　羌活　黄柏　知母　当归身　升麻已上各七分　柴胡一钱　黄芪一钱五分　全蝎一个　五味子二十个

上剉如麻豆大，都作一服，水二盏，煎至一盏，去粗，空心稍热服。

黄芪白术汤 治妇人四肢沉重，自汗，上至头，剂颈而还，恶风头痛，躁热。

细辛三分　吴茱萸　川芎已上各五分　柴胡　升麻已上各一钱　当归身一钱五分　黄柏酒洗　炙甘草　羌活已上各二钱　五味子三十个　白术　人参已上各五钱　黄芪一两

上㕮咀，每服五钱，水二大盏，生姜五片，煎至一盏，去粗，食前热服。

如腹中痛不快，加炙甘草一钱。

汗出不止，加黄柏一钱。

白术茯苓汤 治胃气弱，身重有痰，恶心欲吐，是风邪羁绊于脾胃之间，当先实其脾胃。

白术　白茯苓　半夏已上各一两　炒曲二钱　麦蘖曲五分，炒

上㕮咀，每服五钱，水二大盏，入生姜五片，煎至一盏，去粗，不拘时服。

增味四物汤 治妇人血积。

当归　川芎　芍药　熟地黄　京三棱　干漆炒燥烟

85

尽 肉桂去皮 广茂已上各等分

上为粗末，每服五钱，水二大盏，煎至一盏，去粗，食前稍热服。

补经固真汤 白文举正室，白带常漏久矣，诸药不效。诊得心包尺脉极微，其白带下流不止。叔和云：崩中日久为白带，漏下多时骨亦枯。崩中者，始病血崩，久则血少，复亡其阳，故白滑之物下流不止。是本经血海将枯，津液复亡，枯干不能滋养筋骨。以本部行经药为引用，为使；以大辛甘油腻之药，润其枯燥，而滋益津液；以大辛热之气味药，补其阳道，生其血脉；以苦寒之药，泄其肺而救上。热伤气，以人参补之；以微苦温之药为佐，而益元气。

白葵花去萼研烂，四分 陈皮五分，去白 生黄芩细研，引入一钱 甘草炙 郁李仁去皮尖，研如泥 柴胡已上各一钱 干姜细末 人参已上各二钱

上件除黄芩外，以水三盏，煎至一盏七分，再入黄芩同煎至一盏，去粗，空心热服，少时，以早饭压之。

温卫补血汤 治耳鸣，鼻不闻香臭，口不知谷味，气不快，四肢困倦，行步欹侧，发脱落，食不下，膝冷，阴汗带下，喉中吩吩，不得卧，口舌嗌干，太息，头不可以回顾，项筋紧，脊强痛，头旋眼黑，头痛欠嚏。

生地黄 白术 藿香 黄柏已上各一分 牡丹皮 苍术 王瓜根 橘皮 吴茱萸已上各二分 当归身二分半 柴胡 人参 熟甘草 地骨皮已上各三分 升麻四分 生甘草五分 黄芪一钱二分 丁香一个 桃仁三个 葵花

七朵

　　上㕮咀，作一服，用水二大盏，煎至一盏，去粗，食前热服。

　　立效散　治妇人血崩不止。

　　当归　莲花心　白绵子　红花　茅花已上各一两

　　上剉如豆大，白纸裹定，泥固，炭火烧灰存性，为细末。

　　如干血气，研血竭为引，好温酒调服，加轻粉一钱。如血崩不止，加麝香为引，好温酒调服。

　　四圣散　治妇人赤白带下。

　　川乌炮制　生白矾已上各一钱　红娘子三个　班蝥十个

　　炼蜜为丸，如皂子大，绵裹坐之。

　　温经除湿汤　十月霜冷后，四肢无力，乃痿厥，湿热在下焦也。醋心者，是浊气不下降，欲为满也。合眼麻木作者，阳道不行也。恶风寒者，上焦之分，皮肤中气不行也。开目不麻者，目开助阳道，故阴寒之气少退也。头目眩运者，风气下陷于血分，不得伸越而作也，近火则有之。

　　黄连一分　柴胡　草豆蔻　神曲炒　木香已上各二分　麻黄不去节　独活　当归身　黄柏已上各一分　升麻五分　羌活七分　炙甘草　人参　白术　猪苓　泽泻已上各一钱　黄芪　橘皮　苍术已上各二钱　白芍药三钱

　　上剉如麻豆大，分作二服，水二盏，煎至一盏，食远服。治支节沉重疼痛无力之胜药也。

　　补气升阳和中汤　李正臣夫人病，诊得六脉俱中得弦洪缓相合，按之无力。弦在上，是风热下陷入阴中，阳道不行。其证，闭目则浑身麻木，昼减而夜甚，觉而开目，则麻木渐退，久则绝止。常开其目，此证不作，惧其麻木，不敢合眼，致不得眠。身体皆重，时有痰嗽，觉胸中常似有痰而不利。时烦躁，气短促而喘。肌肤充盛，饮食不减，大小便如常，惟畏其麻木，不敢合眼为最苦。观其色脉，形病相应而不逆。《内经》曰：阳盛瞋目而动轻，阴病闭目而静重。又云：诸脉皆属于目。《灵枢经》云：开目则阳道行，阳气遍布周身，闭目则阳道闭而不行。如昼夜之分，知其阳衰而阴旺也。且麻木为风，三尺之童，皆以为然，细校之，则有区别耳。久坐而起，亦有麻木，为如绳缚之人释之，觉麻作而不敢动，良久则自已。以此验之，非有风邪，乃气不行也，治之当补其肺中之气，则麻木自去矣。如经脉中阴火乘其阳分，火动于中，为麻木也，当兼去其阴火则愈矣。时痰嗽者，秋凉在外，在上而作也，当以温剂实其皮毛。身重脉缓者，湿气伏匿而作也。时见躁作，当升阳助气益血，微泻阴火与湿，通行经脉，调其阴阳则已矣，非五脏六腑之本有邪也。此药主之。

生甘草去肾热　酒黄柏泻火除湿　白茯苓除湿导火　泽泻除湿导火　升麻行阳助经　柴胡已上各一钱　苍术除湿补中　草豆　蔻仁益阳退外寒，已上各一钱五分　橘皮　当归身　白术已上各二钱　白芍药　人参已上各三钱　佛耳草　炙甘草已上各四钱　黄芪五钱

上㕮咀，每服五钱，水二盏，煎至一盏，去粗，食远服之。

麻黄桂枝升麻汤 治妇人先患浑身麻木，睡觉有少减，开目则已而痊愈。又证已痊，又因心中烦恼，遍身骨节疼，身体沉重，饮食减少，腹中气不运转。

木香　生姜已上各一分　桂枝　半夏　陈皮　草豆蔻仁　厚朴　黑附子　黄柏已上各二分　炙甘草　升麻　白术　茯苓　泽泻已上各三分　黄芪　麻黄不去节　人参已上各五分

上都作一服，水二盏，煎至一盏，去粗，食远服之。

89

卷下

东垣老人李杲　撰

大便结燥门

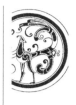

大便结燥论

金匮真言论云：北方黑色，入通于肾，开窍于二阴，藏精于肾。又云：肾主大便，大便难者，取足少阴。夫肾主五液，津液润则大便如常。苦饥饱失节，劳役过度，损伤胃气，及食辛热味厚之物，而助火邪，伏于血中，耗散真阴，津液亏少，故大便结燥。

然结燥之病不一，有热燥，有风燥，有阳结，有阴结，又有年老气虚，津液不足而结燥者。

治法云：肾苦燥，急食辛以润之，结者散之。如少阴不得大便，以辛润之。太阴不得大便，以苦泄之。阳结者散之，阴结者温之。仲景云：小便利而大便硬，不可攻下，以脾约丸润之。食伤太阴，腹满而食不化，腹响，然不能大便者，以苦药泄之。如血燥而不能大便者，以桃仁酒制大黄通之。风结燥而大便不行者，以麻子仁加大黄利之。如气涩而大便不通者，以郁李仁、枳实、皂角仁润之。大抵治病必究其源，不可一概用巴豆、牵牛之类下之，损其津液，燥结愈甚，复下复结，极则以至导引于下而不通，遂成不救，噫！可不慎哉。

通幽汤 治大便难，幽门不通，上冲，吸门不开，噎塞，不便燥秘，气不得下，治在幽门，以辛润之。

炙甘草 红花已上各一分 生地黄 熟地黄已上各五分 升麻 桃仁泥 当归身已上各一钱

上都作一服，水二大盏，煎至一盏，去粗，调槟榔细末五分，稍热食前服之。

润燥汤

升麻 生地黄已上各二钱 熟地黄 当归梢 生甘草 大黄煨 桃仁泥 麻仁已上各一钱 红花五分

上除桃仁、麻仁另研如泥外，剉如麻豆大，都作一服，水二盏，入桃仁、麻仁泥，煎至一盏，去粗，空心稍热服。

润肠丸 治脾胃中伏火，大便秘涩，或干燥，闭塞不通，全不思食，及风结、血秘，皆令闭塞也，以润燥和血疏风，自然通利矣。

桃仁汤浸去皮尖 麻仁已上各一两 当归梢 大黄煨 羌活已上各一钱

上除桃仁、麻仁另研如泥外，捣为极细末，炼蜜为丸，如梧桐子大，每服三十五丸，空心白汤下。

如病人不大便，为大便不通而涩，其邪盛者，急加酒洗大黄以利之。

如血燥而大便燥干者，加桃仁、酒洗大黄。

如风结燥，大便不行者，加麻仁、大黄。

如风涩而大便不行，加煨皂角仁、大黄、秦艽以利之。

如脉涩，觉身有气涩而大便不通者，加郁李仁、大黄以除气燥。

如寒阴之病，为寒结闭而大便不通者，以《局方》中半硫丸，或加煎附子干姜汤冰冷与之。其病虽阴寒之证，当服阳药补之，若大便不通者，亦当十服中与一服利药，微通其大便，不令结闭，乃治之大法。

若病人虽是阴证，或是阴寒之证，其病显燥，脉实坚，亦宜于阳药中少加苦寒之药，以去热燥，燥止勿加。

如阴躁欲坐井中者，其二肾脉按之必虚，或沉细而迟，此易为辨耳。知有客邪之病，亦当从权加药以去之。

麻黄白术汤　治大便不通，五日一遍，小便黄赤，浑身肿，面上及腹尤甚。其色黄。麻木，身重如山，沉困无力，四肢痿软，不能举动。喘促。唾清水，吐哕，痰唾白沫如胶。时躁，热发欲去衣，须臾而过，振寒。项额有时如冰，额寒尤甚。头旋眼黑，目中溜火，冷泪，鼻不闻香臭。少腹急痛，当脐有动气，按之坚硬而痛。

青皮去腐　酒黄连已上各一分　酒黄柏　橘红　甘草炙半　升麻已上各二分　黄芪　人参　桂枝　白术　厚朴　柴胡　苍术　猪苓已上各三分　吴茱萸　白茯苓　泽泻已上各四分　白豆蔻　炒曲已上各五分　麻黄不去节五钱　杏仁四个

上吹咀，分作二服，水二大盏半，先煎麻黄令沸，去沫，再入诸药，同煎至一盏，去粗，稍热，食远服。

此证宿有风湿热，伏于荣血之中，其木火乘于阳道

95

为上盛，元气短少，上喘，为阴火伤其气。四肢痿，在肾水之间，乃所胜之病，今正遇冬寒得时，乘其肝木，又实其母，肺金克木凌火，是大胜必有大复。其证善恐欠，多嚏，鼻中如有物，不闻香臭，目视䀮䀮，多悲健忘。少腹急痛，通身黄，腹大胀，面目肿尤甚。食不下，痰唾涕有血，目皆疡，大便不通，并宜此药治之。

升阳汤一名升阳泻湿汤　治膈咽不通，逆气里急，大便不行。

青皮　槐子已上各二分　生地黄　熟地黄　黄柏已上各三分　当归身　甘草梢已上各四分　苍术五分　升麻七分　黄芪一钱　桃仁十个，另研

上㕮咀，如麻豆大，都作一服，入桃仁泥，水二大盏，煎至一盏，去粗，稍热食前服。

活血润燥丸　治大便风秘，血秘，常常燥结。

当归梢一钱　防风三钱　大黄湿纸裹煨　羌活已上各一两　皂角仁烧存性，去皮，一两五钱，其性得湿则滑，湿滑则燥结自除　桃仁二两，研如泥　麻仁二两五钱，研如泥

上除麻仁、桃仁另研如泥外，为极细末，炼蜜为丸，如梧桐子大，每服五十丸，白汤下。三两服后，须以苏麻子粥，每日早晚食之，大便日久不能结燥也。以磁器盛之，纸封无令见风。

润肠汤　治大肠结燥不通。

生地黄　生甘草已上各二钱　大黄煨　熟地黄　当归梢　升麻　桃仁　麻仁已上各一钱　红花三分

上㕮咀，水二盏，煎至一盏，去粗，食远温服。

小便淋闭门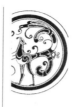

小便淋闭论

　　《难经》云：病有关有格，关则不得小便。又云：关无出之谓。皆邪热为病也。分在气在血而治之，以渴与不渴而辨之。如渴而小便不利者，是热在上焦肺之分，故渴而小便不利也。夫小便者，是足太阳膀胱经所主也，长生于申，申者，西方金也，肺合生水。若肺中有热，不能生水，是绝其水之源。经云：虚则补其母，宜清肺而滋其化源也，故当从肺之分助其秋令，水自生焉。又如雨、如露、如霜，皆从天而降下也，乃阳中之阴，明秋氧自天而降下也。且药有气之薄者，乃阳中之阴，是感秋清肃杀之气而生，可以补肺之不足，淡味渗泄之药是也。茯苓、泽泻、琥珀、灯心、通草、车前子、木通、瞿麦、萹蓄之类，以清肺之气，泄其火，资水之上源也。

　　如不渴而小便不通者，热在下焦血分，故不渴而小便不通也。热闭于下焦者，肾也，膀胱也，乃阴中之阴。阴受热邪，闭塞其流。易上老云：寒在胸中，遏绝不入，热在下焦，填塞不便，须用感北方寒水之化，气味俱阴之药，以除其热，泄其闭塞。《内经》云：无阳则阴无以生，无阴则阳无以化。若服淡渗之药，其性乃阳中之阴，非纯阳之剂，阳无以化，何能补重阴之不足也。须用感地之水运而生，太苦之味，感天之寒气而生大寒之药，此气味俱阴，乃阴中之阴也。大寒之气，人禀之生膀胱；寒水之运，人感之生肾。此药能补肾与膀胱，受阳中之阳热火之邪，而闭其下焦，使小便不通也。夫用苦寒之药，治法当寒因热用。又云：必伏其所主，而先其所因，其始则气同，其终则气异也。

通关丸一名滋肾丸　治不渴而小便闭，热在下焦血分也。

黄柏去皮剉，酒洗，焙　知母剉，酒洗，焙干，已上各一两　肉桂五分

上为细末，熟水为丸，如梧桐子大，每服一百丸，空心白汤下，顿两足，令药易下行故也。如小便利，前阴中如刀刺痛，当有恶物下，为验。

清肺饮子　治渴而小便闭涩不利，邪热在上焦气分。

灯心一分　通草二分　泽泻　瞿麦　琥珀已上各五分篇蓄　木通已上各七分　车前子炒，一钱　茯苓去皮，二钱　猪苓去皮，三钱

上为粗末，每服五钱，水一盏半，煎至一盏，稍热食远服。或《局方》八正散，五苓散亦宜服之。

导气除燥汤　治小便闭塞不通，乃血涩致气不通而窍涩也。

茯苓去皮　　滑石炒黄，已上各二钱　　知母细剉，酒洗

泽泻已上各三钱　　黄柏去皮，酒洗，四钱

上㕮咀，每服五钱，水三盏，煎至一盏，去柤，稍热空心服。

如急闭，不拘时服。

肾疸汤　治肾疸目黄，甚至浑身黄，小便赤涩。

羌活　　防风　　藁本　　独活　　柴胡已上各五分　　升麻五钱

已上治肾疸目黄，浑身黄。

白茯苓二分　　泽泻三分　　猪苓四分　　白术五分　　苍术一钱

已上治小便赤涩。

黄柏二分　　人参三分　　葛根五分　　神麹六分　　甘草三钱

上剉如大豆大，分作二服，水三盏，煎至一盏，去柤，稍热食前服。

痔漏门

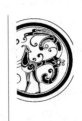

痔　漏　论

《内经》曰：因而饱食，筋脉横解，肠澼为痔。夫大肠，庚也，主津。本性燥清，肃杀之气；本位主收，其所司行津。以从足阳明，旺则生化万物者也，足阳明为中州之土，若阳衰，亦殒杀万物，故曰万物生于土而归于土者是也。以手阳明大肠司其化焉。既在西方本位，为之害蜚，司杀之府。因饱食行房，忍泄前阴之气，归于大肠，木乘火势，而侮燥金，故火就燥也，则大便必闭。

其疾甚者，当以苦寒泻火，以辛温和血润燥，疏风止痛，是其治也。以秦艽、当归梢和血润燥，以桃仁润血；以皂角仁除风燥；以地榆破血；以枳实之苦寒，补肾以下泄胃实；以泽泻之淡渗，使气归于前阴，以补清燥受胃之湿邪也；白术之苦甘，以苦补燥气之不足，其甘味以泻火而益元气也，故曰甘寒泄火，乃假枳实之寒也。古人用药，为下焦如渎，又曰：在下者引而竭之，多为大便秘涩，以大黄推去之，其津血益不足。以当归和血，及油润之剂，大便自然软利矣。宜作剉汤以与之，是下焦有热，以急治之之法也。以地榆恶人而坏胃，故宿食消尽，空心作丸服之。

秦艽白术丸　治痔疾，并痔漏有脓血，大便燥硬，而作疼痛不可忍。

秦艽去芦　桃仁汤浸，去皮尖，另研　皂角仁烧存性，已上各一两　当归梢酒浸　泽泻　枳实麸炒黄　白术已上各五钱　地榆三钱

上为细末，和桃仁泥研匀，煎熟汤打面糊为丸，如鸡头仁大，令药光滑，焙干，每服五七十丸，白汤下，空心服，待少时，以美膳压之。忌生、冷、硬物、冷水、冷菜之类，并湿面、酒及辣辛热大料物之类，犯之则药无验也。

秦艽苍术汤　治痔疾若破，谓之痔漏。大便秘涩，必作大痛，此由风热乘食饱不通，气逼大肠而作也。受病者，燥气也，为病者，胃湿也，胃刑大肠，则化燥火，以乘燥热之实，胜风附热而来，是湿、热、风、燥四气而合。故大肠头，成块者，湿也；作大痛者，风也；若大便燥结者，主病兼受火邪，热结不通也。去此四者，其西方肺主诸气，其体收下，亦助病为邪，须当以破气药兼之，治法全矣。以剉汤与之，其效如神。

秦艽去苗　桃仁汤浸，去皮，另研　皂角仁烧存性，另研，各一钱　苍术制　防风已上各七分　黄柏去皮，酒洗，五分　当归梢酒洗　泽泻已上各三分　梭身槟榔一分，另研　大黄少许，虽大便过涩，亦不可多用

上除槟榔、桃仁、皂角仁三味外，余药吹咀如麻豆

大，都作一服，水三盏，煎至一盏二分，去粗，入槟榔等三味末，再上火煎至一盏，空心热服。待少时，以美膳压之，不犯胃气也。服药日忌生、冷、硬物及酒、湿面、大料物，干姜之类，犯之则其药无效。

如有白脓，加白葵花头五朵，去萼心，青皮半钱，不去白，入正药中同煎。木香三分，为细末，同槟榔等三味依前煎服饵。古人治此疾，多以岁月除之，此药一服则愈。

七圣丸　治大肠疼痛不可忍。叔和云：积气生于脾脏傍，大肠疼痛卒难当，渐宜稍泻三焦火，莫谩多方立纪纲。

羌活一两　郁李仁汤浸，去皮，另研，一两五钱　大黄八钱，煨　槟榔　桂去皮　木香　川芎已上各五钱

上除郁李仁另研入外，共为细末，炼蜜为丸，如梧桐子大，每服三五十丸，白汤下，食前，取大便微利，一服而愈。切禁不得多利大便，其痛滋甚。

秦艽防风汤　治痔漏，每日大便时发疼痛，如无疼痛者，非痔漏也，此药主之。

秦艽　防风　当归身　白术已上各一钱五分　炙甘草　泽泻已上各六分　黄柏五分　大黄煨　橘皮已上各三分　柴胡　升麻已上各二分　桃仁三十个　红花少许

上剉如麻豆大，都作一服，水三盏，煎至一盏，去粗，稍热空心服之。避风寒，忌房事，酒湿面，大辛热物。

秦艽羌活汤　治痔漏成块下垂，不任其痒。

羌活一钱二分　秦艽　黄芪已上各一钱　防风七分

102

升麻　炙甘草　麻黄　柴胡已上各五分　藁本三分　细辛少许　红花少许

上剉如麻豆大，都作一服，水二盏，煎至一盏，去粗，空心服之，忌风寒处大小便。

当归郁李仁汤　治痔漏大便硬，努出大肠头，下血，苦痛不能忍。

郁李仁　皂角仁已上各一钱　枳实七分　秦艽　麻仁　当归梢　生地黄　苍术已上各五分　大黄煨　泽泻已上各三分

上剉如麻豆大，除皂角仁别为末，水三盏，煎至一盏，去粗，入皂角仁末，调，空心食前服之，忌如前。

红花桃仁汤　治痔漏经年，因而饱食，筋脉横解，肠澼为痔，治法当补北方，泻中央。

黄柏一钱五分　生地黄一钱　泽泻八分　苍术六分　当归梢　汉防己　防风梢　猪苓已上各五分　麻黄二分　红花半分　桃仁十个

上剉如麻豆大，水三盏，煎至一盏，去粗，稍热食前服之。忌如前。

秦艽当归汤　治痔漏，大便结燥疼痛。

大黄煨，四钱　秦艽　枳实已上各一钱　泽泻　当归梢　皂角仁　白术已上各五分　红花少许　桃仁二十个

上都作一服，水三盏，煎至一盏，去粗，食前热服。忌如前。

阴痿阴汗门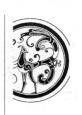

阴痿阴汗及臊臭论

一富者前阴臊臭，又因连日饮酒，腹中不和，求先师治之。曰：夫前阴者，足厥阴肝之脉，络循阴器，出其挺末。凡臭者，心之所主，散入五方为五臭，入肝为臊，此其一也。当于肝经中泻行间，是治其本，后于心经中泻少冲，乃治其标。如恶针，当用药除之。酒者，气味俱阳，能生里之湿热，是风湿热合于下焦为邪，故经云：下焦如渎。又云：在下者引而竭之，酒是湿热之水，亦宜决前阴以去之。

龙胆泻肝汤　治阴部时复热痒及臊臭。

柴胡梢　泽泻已上各一钱　车前子　木通已上各五分
生地黄　当归梢　草龙胆已上各三分

上剉如麻豆大，都作一服，水三盏，煎至一盏，去粗，空心稍热服，便以美膳压之。

此药柴胡入肝为引用。泽泻、车前子、木通，淡渗之味利小便，亦除臊气，是名在下者引而竭之。生地黄、草龙胆之苦寒，泻酒湿热，更兼车前子之类以撤肝中邪气。肝主血，用当归以滋肝中血不足也。

清震汤 治小便溺黄，臊臭淋沥，两丸如冰，阴汗浸多。

羌活 酒黄柏已上各一钱 升麻 柴胡 苍术 黄芩已上各五分 泽泻四分 麻黄根 猪苓 防风已上各三分 炙甘草 当归身 藁本已上各二分 红花一分

上剉如麻豆大，都作一服，水二盏，煎至一盏，去粗，临卧服。大忌酒湿面。

固真汤一名正元汤 治两丸冷，前阴痿弱。阴汗如水，小便后有余滴。尻臀并前阴冷，恶寒而喜热，膝下亦冷。

升麻 羌活 柴胡已上各一钱 炙甘草 草龙胆 泽泻已上各一钱五分 黄柏 知母已上各二钱

上剉如麻豆大，分作二服，水二盏，煎至一盏，去粗，空心稍热服。以早饭压之。

清魂汤一名柴胡胜湿汤 治两外肾冷，两髀阴汗，前阴痿，阴囊湿痒臊气。

柴胡 生甘草 酒黄柏已上各二钱 升麻 泽泻已上各一钱五分 当归梢 羌活 麻黄根 汉防己 草龙胆 茯苓已上各一钱 红花少许 五味子二十个

上剉如麻豆大，分作二服，水二盏，煎至一盏，去粗，食前稍热服。忌酒、湿面、房事。

椒粉散 治前阴两丸湿痒痛，秋冬甚，夏月减。

肉桂二分 小椒 当归梢 猪苓已上各三分 蛇床子 黑狗脊已上各五分 麻黄根一钱 轻粉少许 红花少许 斑蝥两枚

上为末，干糁上，避风寒、冷湿处坐卧。

补肝汤 治前阴冰冷并阴汗，两脚痿弱无力。

黄芪七分　炙甘草五分　升麻　猪苓已上各四分　白茯苓　葛根　人参已上各三分　柴胡　羌活　陈皮　连翘　当归身　黄柏炒　泽泻　苍术　曲末　知母　防风已上各二分

上㕮咀如麻豆大，都作一服，水二大盏，煎至一盏，去柤，空心稍热服。忌酒、湿面。

温肾汤 治面色痿黄，身黄，脚痿弱无力，阴汗。

柴胡　麻黄根已上各六分　白茯苓　白术　酒黄柏　猪苓　升麻已上各一钱　苍术　防风已上各一钱五分　泽泻二钱

上分作二服，每服水二大盏，煎至一盏，去柤，食前稍热服，一时辰许方食。

延胡丁香丸 一名丁香疝气丸　治脐下撮急疼痛，并周身皆急痛，小便频数，及五脉急，独肾脉按之不急，皆虚无力，名曰肾疝。

羌活三钱　当归　茴香已上各二钱　延胡索　麻黄根节　肉桂已上各一钱　丁香　木香　甘草　川乌头已上各五分　防己三分　蝎十三个

上为细末，酒煮面糊为丸，如鸡头大，每服五十丸，空心，盐白汤服。

泻痢门

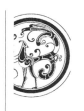

诃子皮散　癸卯冬，白枢判家一老汉，面尘脱色，神气特弱，病脱肛日久，服药未验，复下赤白脓痢，作里急后重，白多赤少，不任其苦，以求其治。曰：此非肉食膏粱，必多蔬食，或饮食不节，天气虽寒，衣盖犹薄，寒侵，形体不禁，而肠头脱下者，寒也。真气不禁，形质不收，乃血滑脱也。此乃寒滑，气泄不固，故形质下脱也。当以涩去其脱，而除其滑；以微酸之味，固气上收；以大热之剂，而除寒补阳；以补气之药，升阳益气。

御米壳去蒂萼，蜜炒　橘皮已上各五分　干姜炮，六分　诃子煨，去核，七分

上为细末，都作一服，水二盏，煎至一盏，和粗，空心热服。

升麻补胃汤　治宿有阳明血证，因五月间大热吃杏，肠澼下血，唧远散漫如筛，腰沉沉然，腹中不痛，血色紫黑，病名湿毒肠澼，属阳明、少阳经血证也。

白芍药一钱五分　升麻　羌活　黄芪已上各一钱　生

地黄　熟地黄　独活　牡丹皮　炙甘草　柴胡　防风已

上各五分　当归身　葛根已上各三分　肉桂少许

上剉如麻豆大，分作二服，每服水二盏，煎至一盏，去粗，食前稍热服。

升阳去热和血汤　治肠澼下血，另作一流，其血唧出有力而远射，四散如筛，春中血下行，腹中大作痛，乃阳明气冲热毒所作也。当升阳，去湿热，和血脉，是其治也。

橘皮二分　熟地黄　当归身　苍术　秦艽　肉桂已

上各三分　生地黄　牡丹皮　生甘草已上各五分　升麻七

分　熟甘草　黄芪已上各一钱　白芍药一钱五分

上㕮咀，都作一服，水四盏，煎至一盏，去粗，空心稍热服，立效。

益智和中汤　治肠澼下血，或血色紫黑，腹中痛，腹皮恶寒，右手关脉弦，按之无力，而喜热物熨之，内寒明矣。

肉桂一分　桂枝四分　牡丹皮　柴胡　葛根　益智

仁　半夏已上各五分　当归身　炙甘草　黄芪　升麻已

上各一钱　白芍药一钱五分　干姜少许

上为粗末，都作一服，水三盏，煎至一盏，去粗，食后温服。

芍药柏皮丸　治湿热恶痢，频并窘痛，无问脓血，并皆治之。

芍药　黄柏已上各一两　当归　黄连已上各五钱

上为末，饭为丸，如鸡头大，每服五七十丸，食前米饮汤下，忌油腻、酒、湿面等物。

和中益胃汤　治太阴、阳明腹痛，大便常泄，若不泄，即秘而难见，在后传作湿热毒，下鲜红血，腹中微痛，胁下急缩，脉缓而洪弦，中之下得之，按之空虚。

苏木一分　藁本　益智仁已上各二分　熟地黄炙甘草已上各三分　当归身四分　柴胡　升麻已上各五分

上㕮咀，都作一服，水二盏，煎至一盏，去粗，空心温服。

槐花散　治肠澼下血，湿毒下血。

川芎四分　槐花　陈皮　荆芥穗　熟地黄　白术已上各六分　当归身　升麻已上各一钱

上为细末，每服三钱，米饮汤调下，食前。忌酒、湿面、生冷、硬物。

茯苓汤　治因伤冷饭，水泄一夜走十行，变作白痢，次日其痢赤白，腹中疼痛，减食热躁，四肢沉困无力。

生黄芩三分　当归身四分　肉桂　炙甘草已上各五分　猪苓　茯苓已上各六分　泽泻一钱　芍药一钱五分苍术　生姜　升麻　柴胡已上各二钱

上㕮咀如麻豆大，分作二服，每服水二盏，煎至一盏，去粗，稍热食前服之。

黄芪补胃汤　治一日大便三四次，溏而不多，有时作泄，腹中鸣，小便黄。

黄芪　柴胡　当归身　益智　橘皮已上各三分　升麻六分　炙甘草二钱　红花少许

上㕮咀，都作一服，水二盏，煎至一盏，去粗，稍热食前服之。

升阳除湿汤 自下而上者，引而去之。

苍术一钱 柴胡 羌活 防风 升麻 神曲 泽泻 猪苓已上各五分 炙甘草 陈皮 麦蘖面已上各三分

上都作一服，水二盏，煎至一盏，去柤，空心服之。如胃寒肠鸣，加益智仁、半夏各五分，生姜三片，枣一枚，同煎。非肠鸣不得用。

人参益胃汤 治头闷，劳动则微痛，不喜饮食，四肢怠堕，躁热短气，口不知味，腹鸣，大便微溏，身体昏闷，觉渴，不喜冷物。

黄芪 甘草 当归梢 益智已上各二分 人参 黄芩 柴胡 半夏 白术已上各三分 陈皮 升麻已上各五分 苍术一钱五分 红花少许

上都作一服，水二盏，煎至一盏，去柤，稍热食前服之。

升麻补胃汤 治因内伤，服牵牛、大黄食药，泄泻过多，腹中大痛。

甘草七分 升麻 柴胡 草豆蔻 黄芪已上各五分 半夏三分 当归身 干姜已上各二分 红花少许

上都作一服，水二盏，煎至一盏，去柤，稍热食远服之。

疮疡门

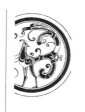

　　散肿溃坚汤　治马刀疮，结硬如石，或在耳下，至缺盆中，或至肩上，或于胁下，皆手、足少阳经中。及瘰疬遍于颏，或至颊车，坚而不溃，在足阳明经中所出。或二证疮已破，流脓水，并皆治之。

　　黄芩八钱，酒洗，炒一半，生用一半　草龙胆酒洗，炒，各四遍　瓜蒌根剉碎，酒洗　黄柏酒制　酒知母　桔梗　昆布已上各五钱　柴胡四钱，炙甘草　京三棱酒洗　广莪酒洗，炒　连翘已上各三钱　葛根　白芍药　当归梢　黄连已上各二钱　升麻六分

　　上㕮咀，每服六钱，水二盏零八分，先浸多半日，煎至一盏，去粗，食后热服。于卧处伸足在高处，头低垂，每含一口，作十次咽，服毕，依常安卧，取药在膈上停蓄故也。另攒半料作细末，炼蜜为丸，如绿豆大，每服百余丸，用此药汤留一口送下。或加海藻五钱，炒，亦妙。

　　升阳调经汤　治瘰疬绕颈，或至颊车，此皆出足阳

111

明胃经中来。若疮深远，隐曲肉底，是足少阴肾经中来，乃戊脾传于癸肾，是夫传与妻，俱作块子坚硬，大小不等，并皆治之；或作丸亦可。

升麻八钱　葛根　草龙胆酒制　黄芩酒制　广茂酒洗，炒　京三棱酒洗，炒　炙甘草　黄连酒洗　连翘　桔梗已上各五钱　生黄芩四钱　当归梢　芍药已上各三钱　黄柏酒洗，二钱　知母酒洗，炒，一两

上另秤一半作末，炼蜜为丸，如绿豆大，每服百余丸。一半作㕮咀，每服五钱；若能食，大便硬，可旋加至七八钱。水二盏，先浸半日，煎至一盏，去粗，临卧热服。足高去枕仰卧，嚼一口作十次咽之，留一口在后，送下丸药，服毕，其卧如常。

连翘散坚汤　治耳下或至缺盆，或肩上生疮，坚硬如石，动之无根，名曰马刀，从手、足少阳经中来也。或生两胁，或已流脓，作疮未破，并皆治之。

柴胡一两二钱　草龙胆酒洗四次　土瓜根酒制，已上各一两　黄芩酒炒三次，七钱　当归梢　生黄芩　广茂　京三棱同广茂酒炒　连翘　芍药已上各五钱　炙甘草三钱　黄连酒炒二次　苍术已上各二钱

上另秤一半为细末，炼蜜为丸，如绿豆大，每服百余丸。一半㕮咀，每服五钱，水二盏，先浸多半日，煎至一盏，去粗，临卧热服。去枕仰卧，每口作十次咽之；留一口，送下丸药，服毕，卧如常，更以后药涂之。

龙泉散

龙泉粉炒　瓦粉　广茂　京三棱酒洗，炒　昆布已上各五钱

上同为细末，煎熟水调涂之，用此药去疾尤速。

救苦化坚汤　治瘰疬马刀挟瘿，从耳下或耳后下颈至肩上，或入缺盆中，乃手、足少阳之经分。其瘰疬在颏下，或至颊车，乃足阳明之经分，受心脾之邪而作也。今将二证合而治之。

黄芪一钱，护皮毛间腠理虚，及活血脉生血，亦疮家圣药也。又能补表，实元气之弱也。通和阳气，泄火邪也。

人参三分，补肺气之药也。如气短不调及喘者加之。

炙甘草五分　能调中，和诸药，泻火益胃气，亦能去疮邪。

真漏芦、升麻已上各一钱，葛根五分。

此三味，俱足阳明本经药也。

连翘一钱，此一味，乃十二经疮中之药，不可无也。能散诸血结气聚，此疮家之神药也。

牡丹皮三分，去肠胃中留滞宿血。

当归身、生地黄、熟地黄已上各三分，此三味，诸经中和血、生血、凉血药也。

白芍药三分，如夏月倍之。其味酸，其气寒，能补中益肺之虚弱。治腹中痛必用之。冬寒则不可用。

肉桂二分，大辛热，能散结积。阴证疮疡，须当少用之，此寒因热用之意。又为寒阴覆盖其疮，用大辛热以消浮冻之气。如有烦躁者，去之。

柴胡八分，功同连翘。如疮不在少阴经，则去之。

黍黏子三分，无肿不用。

羌活一钱，独活、防风已上各五分，此三味，必关手、足太阳证，脊痛项强，不可回视，腰似折，项似拔者是也。其防风一味辛温，若疮在膈已上，虽无手、足太阳经证，亦当用之，为能散结，去上部风邪。病人身拘急者，风也。

昆布二分，其味大咸，若疮坚硬，结硬者宜用、咸能软坚。

京三棱煨，二分广茂煨，三分，此二味，若疮坚硬甚者用之，如不坚硬勿用。

益智仁二分如唾多者，胃不和也。或病人吐沫、吐食、胃上寒者加之，无则去之。

大麦蘖面一钱治腹中缩急，兼能消食补胃。

神曲末炒黄色，二分为食不消化故也。

黄连去须，三分以治烦闷。

黄柏炒，二分如有热，或腿脚无力加。如有躁烦欲去衣者，肾中伏火也，更宜加之。无此证勿用。

厚朴三钱二分，姜制如腹胀者加之，无则勿用。

上为细末，汤浸蒸饼和丸，捻作饼子，日干，捣如米粒大，每服三钱，白汤下。如气不顺，加橘皮；甚者加木香少许。量病人虚实，临时斟酌与之，无令药多，妨其饮食，此治之大法也。

如止在阳明分为瘰疬者，去柴胡、黍黏子二味，余皆用之。

如在少阳分为马刀、挟瘿者，去独活、漏芦、升麻、葛根；更加瞿麦穗三分。

如本人素气弱，其病势来时气盛，而不短促者，不可考其平素，宜作气盛，而从病变之权也。宜加黄芩、黄连、黄柏、知母、防己之类，视邪气在上、中、下三处而用之。

假令在上焦，加黄芩一半酒洗，一半生用；在中焦，加黄连一半酒洗，一半生用；在下焦，则加酒制黄柏、知母、防己之类，选而用之。如本人大便不通，而滋其邪盛者，加酒制大黄以利。

如血燥而大便燥干者，加桃仁、酒制大黄二味。

如风结燥大便不行者，加麻仁、大黄。

如风涩而大便不行，加煨皂角仁、大黄、秦艽以利之。

如脉涩，觉身有气涩而大便不通者，加郁李仁、大黄以除气燥也。

如阴寒之病，为寒结闭而大便不通，以《局方》中半硫丸，或加煎附子干姜冰冷与之。

大抵用药之法，不惟疮疡一说，诸疾病，量人素气弱者，当去苦寒之药，多加人参、黄芪、甘草之类，泻火而先补其元气，余皆仿此。

柴胡连翘汤　治男子、妇人马刀疮。中桂三分　当归梢一钱五分　黍黏子二钱　炙甘草　酒黄柏　生地黄已上各三钱　柴胡　黄芩炒　酒知母　连翘已上各五钱　瞿麦穗六钱

上剉如麻豆大，每服五钱，水二大盏，煎至一盏，去粗，稍热食后服之。

黍黏子汤　治耳痛生疮。

昆布　苏木　生甘草　蒲黄　草龙胆已上各一分　黍黏子　连翘　生地黄　当归梢　黄芩　炙甘草　黄连

已上各二分　柴胡　黄芪已上各三分　桔梗三钱　桃仁三个　红花少许

上剉如麻豆大，都作一服，水二盏，煎至一盏，去粗，稍热食后服。忌寒药利大便。

净液汤一名连翘防风汤　治皮肤痒，腋下疮，背上疮，耳聋耳鸣。

桂枝二分　连翘　生地黄　桔梗　升麻　甘草已上各五分　当归梢七分　麻黄　草豆蔻仁　羌活　防风　柴胡　苍术已上各一钱　酒黄芩一钱　红花少许

上剉如麻豆大，都作一服，水二盏，煎至一盏，去粗，食后热服。

消肿汤　治马刀疮。

黍粘子炒　黄连已上各五分　当归梢　甘草已上各一钱　瓜蒌根　黄芪已上各一钱五分　生黄芩　柴胡已上各二钱，连翘三钱　红花少许

上咬咀，每服五钱，水二盏，煎至一盏，去粗，稍热食后服。忌酒、湿面。

内托羌活汤　治足太阳经中左右尺脉俱紧，按之无力，尻臀生痈，坚硬，肿痛大作。

肉桂三分　连翘　炙甘草　苍术　橘皮已上各五分　当归梢　防风　藁本已上各一钱　黄芪一钱五分　黄柏酒制　羌活已上各二钱

上咬咀，都作一服，水二盏，酒一盏，煎至一盏，去粗，稍热空心服。以夹衣盖痈上，使药力行罢，去盖之衣。

升麻托里汤　治妇人两乳间出黑头疮，疮顶陷下，

作黑眼子，其脉弦洪，按之细小。黄柏二分　肉桂三分　黍粘子五分　黄芪　炙甘草　当归身已上各一钱　连翘　升麻　葛根已上各一钱五分

上㕮咀，都作一服，水一大盏，酒半盏，同煎至一盏，去柤，稍热食后服。

内托黄芪汤　贾德茂小男，于左大腿近膝股内出附骨疽，不辨肉色，漫肿，皮泽木硬，疮势甚大。其左脚乃肝之脾上也，更在足厥阴肝经之分，少侵足太阴脾经之分。其脉左三部细而弦，按之洪缓微有力。此药主之。

生地黄一分　黄柏二分　肉桂三分　羌活五分　当归梢七分半　土瓜根酒制　柴胡梢已上各一钱　连翘一钱三分　黄芪二钱

上㕮咀，都作一服，水二盏，酒一盏，煎至一盏，去柤，空心热服。

柴胡通经汤　治小儿项侧有疮，坚而不溃，名曰马刀疮。

柴胡　连翘　当归梢　生甘草　黄芩　黍黏子　京三棱　桔梗已上各二分　黄连五分　红花少许

上剉如麻豆大，都作一服，水二大盏，煎至一盏，去柤，稍热食后服。忌苦药泄大便。

白芷升麻汤　尹老家素贫寒，形志皆苦，于手阳明大肠经分出痈，幼小有癍疝，其臂外皆肿痛，先肿在阳明。左右寸脉皆短，中得之俱弦，按之洪缓有力。此痈得自八风之变，以脉断之，邪气在表。其证，大小便如故，饮食如常，腹中和，口知味，知不在里也；不恶风

寒，止热躁，脉不浮，知不在表也。表里既和，邪气在经脉之中。《内经》云：凝于经络为疮痈。其痈出身半已上，故风从上受之，故知是八风之变为疮者也。故治其寒邪，调其经脉中血气，使无凝滞而已。

炙甘草一分　升麻　桔梗已上各五分　白芷七分　当归梢　生地黄已上各一钱　生黄芩一钱五分　酒黄芩　连翘　黄芪已上各二钱　中桂少许　红花少许

上㕮咀，分作二服，酒、水各一大盏半，同煎至一盏，去柤，稍热，临卧服。一服而愈。

保生救苦散　治火烧，或热油烙，及脱肌肉者。

生寒水石　大黄火煨　黄柏油烙，已上各等分

上为细末，用油调涂之，或干用此药涂之，其痛立止，日近完复，永无破伤风之患。

一上散　治诸般疥癣必效。

雄黄通明，手可破者　黑狗脊　蛇床子炒　熟硫黄已上各五钱　寒水石六钱　斑蝥十三，去翅足，先研碎

上另研雄黄、硫黄、寒水石如粉，次入斑蝥、蛇床子、黑狗脊为细末，同研匀。先洗疥癣令汤透，去痂，油调手中擦热，以鼻中嗅三两次，擦上，可一上即愈。

如痛甚及肿满高起者，加寒水石一倍。

如不苦痒，只加黑狗脊。

如微痒，只加蛇床子。

如疮中有虫，加雄黄。

如喜火炙汤浴者，加硫黄。

圣愈汤　治诸恶疮，血出多而心烦不安，不得睡眠，亡血故也，以此药主之。

生地黄　熟地黄　川芎　人参已上各三分　当归身
黄芪已上各五分

上㕮咀，如麻豆大，都作一服，水二大盏，煎至一
盏，去柤，稍热无时服。

独圣散　治汤烫破，火烧破，疮毒疼痛。

生白矾

上为细末，芝麻油调，扫疮破处，不拘时候。

黄芪肉桂柴胡酒煎汤　治附骨痈，坚硬漫肿，不辨
肉色，行步作痛，按之大痛。

黄芪　当归梢已上各二钱　柴胡一钱五分　黍黏子炒
连翘　肉桂已上各一钱　升麻七分　炙甘草　黄柏已上各五分

上㕮咀，好糯酒一大盏半，水一大盏半，同煎至一
大盏，去柤，空心温服，少时，便以早饭压之，不致大
热上攻中上二焦也。

杂病门

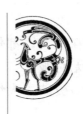

安神丸 治心神烦乱，怔忡。兀兀欲吐。胸中气乱而热，有似懊憹之状，皆膈上血中伏火，蒸蒸然不安，宜用权衡法以镇阴火之浮越，以养上焦之元气。经云：热淫所胜，治以甘寒，以苦泻之。以黄连之苦寒去心烦，除湿热为君；以甘草、生地黄之甘寒，泻火补气，滋生阴血为臣；以当归补血不足；以朱砂纳浮溜之火，而安神明也。

黄连一钱五分，酒洗　朱砂一钱，水飞　酒生地黄酒当归身　炙甘草已上各五分

上件除朱砂水飞外，捣四味为细末，同和匀，汤浸馇饼为丸，如黍米大，每服十五丸，津唾咽下，食后。

朱砂安神丸 治心烦懊憹，心乱怔忡，上热，胸中气乱，心下痞闷，食入反出。

朱砂四钱　黄连五钱　生甘草二钱五分

上为末，汤浸馇饼为丸，如黍米大，每服十五丸，食后津唾咽下。

补气汤 治皮肤间有麻木，乃肺气不行故也。

白芍药 橘皮不去白，已上各一两五钱 炙甘草 黄芪已上各一两 泽泻五钱

上㕮咀，每服一两，水二盏，煎至一盏，去柤，温服。

当归补血汤 治妇人肌热，躁热，目赤面红，烦渴引饮，昼夜不息。其脉洪大而虚，重按全无。《内经》曰：脉虚血虚，脉实血实。又云：血虚发热，证象白虎；惟脉不长实为辨也。若误服白虎汤必死，此病得之于饥困劳役。

黄芪一两 当归身二钱，酒制

上㕮咀，都作一服，水二盏，煎至一盏，去柤，稍热空心服。

柴胡升麻汤 治男子、妇人四肢发热，肌热，筋骨热，表热如火燎，以手扪之烙人。夫四肢者，属脾土也，热伏地中，此病多因血虚而得之。又有胃虚，过食冷物，郁遏阳气于脾土之中，此药主之。

升麻 葛根 独活 羌活 白芍药 人参已上各五钱 炙甘草 柴胡已上各三钱 防风二钱五分 生甘草二钱

上㕮咀，每服五钱，水二大盏，煎至一盏，去柤，热服。忌寒冷之物。

火郁汤 治五心烦热，是火郁于地中。四肢者，脾土也，心火下陷于脾上之中，郁而不得伸，故经云：火郁则发之。

升麻 葛根 柴胡 白芍药已上各一两 防风 甘

121

草已上各五钱

上吹咀，每服五钱，水二大盏，入连须葱白三寸，煎至一盏，去柤，稍热，不拘时候服。

小黄丸　化痰涎，和胃气，除湿，治胸中不利。

黄芩一两　半夏汤浸，姜制　白术已上各五钱　陈皮　青皮去白　黄芪已上各三钱　泽泻二钱　干姜一钱五分

上为末，汤浸饎饼为丸，如绿豆大，每服五十丸，食远，温水下。

黄芩利膈丸　除胸中热，利膈上痰。

生黄芩　炒黄芩已上各一两　半夏　黄连　泽泻已上各五钱　南星　枳壳　陈皮已上各三钱　白术二钱　白矾五分

上为末，汤浸饎饼为丸，如梧桐子大，每服三五十丸，食远，温水下。忌酒、湿面。

补益肾肝丸　治目中流火，视物昏花，耳聋耳鸣，困倦乏力，寝汗恶风，行步不正，两足欹侧，卧而多惊，脚膝无力，腰以下消瘦。

柴胡　羌活　生地黄　苦参炒　防己炒，已上各五分　附子　肉桂已上各一钱　当归身三钱

上为细末，熟水为丸，如鸡头仁大，每服五十丸，食前温水下。

太阳经嚏药

防风二分　羌活三分　红豆二个

上为细末，鼻内嗜之。

麻黄茱萸汤　治胸中痛，头痛，食减少，咽嗌不利，右寸脉弦急。

麻黄　羌活已上各五分　吴茱萸　黄芪　升麻已上各三分　黄芩　当归　黄柏　藁本已上各二分　川芎　蔓荆子　柴胡　苍术　黄连　半夏已上各一分　细辛少许　红花少许

上剉如麻豆大，都作一服，水二盏，煎至一盏，去粗，稍热服，食后。

黄芪汤　治表虚，恶风寒。

黄芪五钱　甘草三钱　香白芷二钱五分　藁本　升麻已上各二钱　草豆蔻　橘皮已上各一钱五分　麻黄　当归身已上各一钱　莲花青皮七分　柴胡六分　黄柏少许

上㕮咀，每服五钱，水二盏，煎至一盏，去粗，不拘时服。

除湿补气汤一名清神补气汤　治两腿麻木，沉重无力。多汗喜笑，口中涎下。身重如山，语声不出。右寸脉洪大。

升麻六钱　苍术四钱　酒黄柏　柴胡　黄芪已上各三钱　酒知母　藁本　生甘草　当归已上各二钱　五味子　陈皮已上各一钱五分

上剉如麻豆大，每服五钱，水二盏，煎至一盏，去粗，空心服之，待少时，以早饭下之。

参归汤　补气血俱不足。

黄芪七分　甘草　生地黄已上各五分　柴胡　草豆蔻仁　升麻已上各四分　当归身三分　熟地黄　人参已上各二分　益智仁少许　红花少许

上剉如麻豆大，都作一服，水二盏，煎至一盏，去粗，食远服。

123

升阳汤 治阳跷痫疾，足太阳经寒，恐则气下行，宜升阳气。

炙甘草五钱　麻黄不去根节　防风已上各八钱　羌活一两五钱

上㕮咀，每服五钱，水二盏，煎至一盏，去粗，稍热空心服之。

自汗门

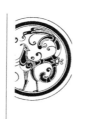

自汗论

或问湿之与汗，为阴乎，为阳乎？曰：西南坤土也，在人则为脾胃也。人之汗，犹天地之雨也。阴滋其湿，则为雾露，为雨也。阴湿下行，地之气也。汗多则亡阳，阳去则阴胜也，甚为寒中。湿胜则音声如从瓮中出，湿若中水也，相法家有说，土音如居深瓮里，言其壅也，远也，不出也，以明其湿审矣。又知此二者，亦为阴寒也。《内经》云：气虚则外寒，虽则热中，蒸蒸为汗，终传大寒。知始为热中，表虚亡阳，不任外寒，终传寒中，多成痹塞矣。色以候天，脉以候地。形者，乃候地之阴阳也，故以脉气候之，皆有形无形之可见者也。

调卫汤　治湿胜自汗，补卫气虚弱，表虚不任风寒。

黄芪　麻黄根已上各一钱　羌活七分　生甘草　当归梢　生黄芩　半夏姜制，已上各五分　麦门冬　生地黄已上各三分　猪苓二分　苏木　红花已上各一分　五味子

七个

上剉如麻豆大，都作一服，水二盏，煎至一盏，去粗，稍热服。

中风证必自汗，不得重发其汗。

清燥汤 治六月七月间，湿令大行，子能令母实而热旺，湿热相合，必刑庚大肠，寒冷以救之。燥金受湿热之邪，绝寒水生化之源，源绝则肾亏，痿厥之病大作，腰已下痿软，痛痪不能动，行步不正。两足敧侧，此药主之。

黄芪一钱五分　橘皮　白术　泽泻已上各五分　人参白茯苓　升麻已上各三分　炙甘草　麦门冬　当归身　生地黄　神曲末　猪苓已上各二分　柴胡　酒黄柏　黄连　苍术已上各一分　五味子九个

上剉如麻豆大，每服五钱，水二盏，煎至一盏，去粗，空心热服。

当归六黄汤 治盗汗之圣药也。

当归　生地黄　熟地黄　黄柏　黄芩　黄连已上各等分　黄芪加一倍

上为粗末，每服五钱，水二盏，煎至一盏，食前服，小儿减半服之。

红豆散 治头重如山，此湿气在头也。

麻黄根炒，五钱　苦丁香五分　羌活炒　连翘炒，已上各三分　红豆十个

上为细末，鼻内嗑之。

活血通经汤 灵寿县董监军，癸卯冬大雪时，因事到真定，忽觉有风气暴至。诊候得六脉俱弦甚，按之洪

126

实有力。其证手挛急，大便秘涩，面赤热，此风寒始至，加于身也。四肢者，脾也，以风寒之邪伤之，则搐急挛痹，乃风淫末疾，而寒在外也。《内经》曰：寒则筋挛，正谓此也。本人素饮酒，内有实热，乘于肠胃之间，故大便秘涩，而面赤热。内则手、足阳明受邪，外则足太阴脾经受风寒之邪。用桂枝、甘草以却其寒邪，而缓其急搐。又以黄柏之苦寒滑，以泻实而润燥，急救肾水。用升麻、葛根以升阳气，行手、足阳明之经，不令遏绝。更以桂枝辛热，入手阳明之经为引用，润燥。复以芍药、甘草，专补脾气，使不受风寒之邪，而退木邪专益肺金也。加人参以补元气，为之辅佐；加当归身去里急，而和血润燥。此药主之。

芍药五分　升麻　葛根　人参　当归身　炙甘草已上各一钱　酒黄柏　桂枝已上各二钱

上剉如麻豆大，都作一服，水二大盏，煎至一盏，热服，不拘时。令暖房中近火，摩搓其手。

泻荣汤　治疠风，满面连颈极痒不任，眉毛脱落，先砭其处，令恶气消尽，后服此药。

连翘　升麻已上各六分　桔梗五分　生黄芩　生地黄已上各四分　黄芪　苏木　黄连　地龙　全蝎　当归已上各三分　白豆蔻　人参已上各二分　甘草一分半　梧桐泪一分　麝香少许　桃仁三个　虻虫去翅足，炒，三个　水蛭三个，炒令烟尽

上剉如麻豆大，除连翘、梧桐泪、白豆蔻另为细末，麝香、虻虫、水蛭三味同为细末，都作一服，水二盏，酒一盏，入连翘煎至一盏，去粗，再入白豆蔻二

味，并麝香等，再煎至七分，稍热，早饭后午前服之。忌酒、湿面、生冷、硬物。

人参益气汤 治两手指麻木，四肢困倦，怠惰嗜卧，乃热伤元气也。

黄芪八钱　生甘草　人参已上各五钱　白芍药三钱　柴胡二钱五分　炙甘草　升麻已上各二钱　五味子一百四十个

上㕮咀，分作四服，每服水二盏，煎至一盏，去粗，稍热，食远服。

导气汤 治两腿麻木沉重。

黄芪八钱　甘草六钱　青皮四钱　升麻　柴胡　当归梢　泽泻已上各二钱　橘皮一钱　红花半钱　五味子一百二十个

上㕮咀，分作四服，每服水二大盏，煎至一盏，去粗，食前热服。

补中汤 治面黄，汗多，目赤，四肢沉重，减食，腹中时时痛，咳嗽，两手寸脉短，右手脉弦细兼涩，关脉虚。

升麻　柴胡　当归已上各二分　神曲三分，炒　泽泻四分　大麦蘖面　苍术已上各五分　黄芪二钱五分　炙甘草八分　红花少许　五味子二十个

上㕮咀，分作二服，水二盏，煎至一盏，去粗，食远服。

麻黄苍术汤 治秋冬每夜五更嗽，连声不绝，乃至天晓，日高方缓。口苦，两胁下痛，心下痞闷，卧而多惊。筋挛，肢节疼痛。痰唾涎沫，日晚神昏呵欠，不进

饮食。

麻黄八钱　苍术五钱　黄芪一钱五分　草豆蔻六分
柴胡　羌活已上各五分　生甘草　当归梢　防风已上各四
分　炙甘草　黄芩已上各三分　五味子九个

上㕮咀，分作二服，水二盏，煎至一盏，稍热临卧
服。

上清汤　清利头目，宽快胸膈。

人参　蔓荆子已上各五分　防风一钱　葛根一钱五
分　黄芪三钱　甘草四钱

上㕮咀，分作二服，水二盏，煎至一盏，去粗，临
卧热服，以夹衣盖覆，不语须臾，汗出为效。

术桂汤　一名麻黄苍术汤　治寒湿所客，身体沉重，
胃脘痛，面色痿黄。

苍术二钱　麻黄　炒神曲　橘皮　白茯苓　泽泻已
上各一钱　桂枝　半夏　草豆蔻仁　猪苓已上各五分　黄
芪三分　炙甘草二分　杏仁十个

上都作一服，水二盏，生姜五片，煎至一盏，去
粗，食前热服。

正气汤　治盗汗。

炒黄柏　炒知母已上各一钱五分　炙甘草五分

上为粗末，作一服，水二盏，煎至一盏，食前温
服。

趁痛丸　治打扑闪损，腰痛不可忍。

白莴苣子一两，炒黄　乳香　没药已上各一钱　白粟
米一抄，炒黄　乌梅一个

上为细末，炼蜜为丸，如弹子大，每服一丸，细

嚼，温酒空心下。

退热汤 治表中虚热，或遇夜则甚。

黄芪一钱 柴胡七分 生甘草 黄连酒制 黄芩 芍药 地骨皮 生地黄去血热 苍术已上各五分 当归身 升麻已上各三分

上㕮咀，作一服，水二盏，煎至一盏，去粗，食远温服。

如身体力困者，加麦门冬、五味子已上各五分，人参、甘草已上各一钱。

解表升麻汤 治遍身壮热，骨节疼痛。

升麻 羌活 苍术已上各一钱 防风八分 柴胡 甘草已上各七分 当归 藁本已上各五分 橘皮三分 冬加麻黄不去节，春加麻黄去节

上㕮咀，都作一服，水二盏，煎至一盏，去粗，温服。后以葱醋汤发之，得微汗为效。

天麻黄芪汤 治表有风证，因连日醉饮，其证复来，右口角并眼颇有侧视，及左手、左脚腿麻木疼痛。

天麻 芍药 神曲炒 羌活肢节不痛去之 茯苓已上各三分 人参 黄连已上各四分 当归五分 黄芪 甘草 升麻 葛根 黄柏 苍术已上各六分 泽泻七分 柴胡九分

上㕮咀，作一服，水三盏，煎至一盏，去粗，食远温服。或加猪苓六分。

健步丸 治膝中无力，伸而不得屈，屈而不能伸，腰背腿脚沉重，行步艰难。

防己酒洗，一两　羌活　柴胡　滑石炒　炙甘草　瓜蒌根酒洗，已上各五钱　泽泻　防风已上各三钱　苦参酒洗　川乌已上各一钱　肉桂五分

上为细末，酒糊为丸，如梧桐子大，每服七十丸，煎愈风汤下，空心服。

白术除湿汤　治午后发热，背恶风，四肢沉困，小便或多或少，黄色。此药又治汗后发热。

白术一两　生地黄炒　地骨皮　泽泻　知母已上各七钱　赤茯苓　人参　炙甘草　柴胡已上各五钱

上为粗末，每服五钱，水二盏，煎至一盏，去粗，食远温服。

如小便快利，减茯苓、泽泻一半。

如有刺痛，一料药中加当归身酒洗，七钱。

加味四君子汤　治久疟，热多寒少不止。

白术　白茯苓　人参　甘草　柴胡　薄荷叶　黄芩已上各等分

上㕮咀，每服五钱，水二盏，生姜三片，枣一枚，煎至一盏，去粗，不拘时候服。

泻血汤　治发热昼少而夜多，太阳经中尤甚。昼病则在气，夜病则在血，是足太阳膀胱血中浮热，微有气也。

既病人大小便如常，知邪气不在脏腑，是无里证也；外无恶寒，知邪气不在表也。有时而发，有时而止，知邪气不在表不在里，知在经络也。夜发多而昼发少，是邪气下陷之深也。此杂证，当从热入血室而论之。

生地黄酒洗　熟地黄　蒲黄　丹参酒炒　当归酒洗，去土　汉防己酒洗，炒　柴胡去芦　甘草梢炙　羌活已上各一两　桃仁去皮，三钱，汤浸

上为粗末，每服五钱，水一盏半，煎至一盏，去粗，空心温服。

洗面药　治面有䵟𪒟，或生疮，或生痤疿及粉刺之类。并去皮肤燥痒，去垢腻，润泽肌肤。

皂角三斤，去皮弦子，另捣　好升麻八两　楮实子五两　白及一两，细剉　甘松七钱　缩砂连皮　白丁香腊月收　三奈子已上各五分　绿豆八合，拣净另捣　糯米一升二合

上为细末，用之如常。

莹肌如玉散

白丁香　白及　白牵牛　白敛已上各一两　白芷七钱　当归梢　白蒺藜　升麻已上各五钱　白茯苓　楮实子已上各三钱　麻黄去节，二钱　白附子　连翘已上各一钱五分　小椒一钱

上为细末，用之如常。

面油摩风膏

麻黄　升麻去黑皮　防风已上各二钱　羌活去皮　当归身　白及　白檀已上各一钱

上用小油半斤，以银器中熬，绵包定前药，于油中熬之得所，澄净去粗，入黄蜡一两，再熬之为度。

小儿门

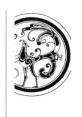

治 惊 论

外物惊，宜钲心，以黄连安神丸；若气动所惊，宜寒水石安神丸。大忌防风丸。治风辛温之药，必杀人，何也？辛散浮温热者，火也，能令母实，助风之气盛，皆杀人也。

因惊而泄青色，先钲肝以朱砂之类，勿用寒凉之气，大禁凉惊丸。风木旺必克脾胃，当先实其土，后泻其木。阎孝忠编集钱氏方，以益黄散补土，误矣。其药有丁香，辛热助火，火旺土愈虚矣；青橘皮泻肺金，丁香辛热，大泻肺与大肠。脾实当泻子，今脾胃虚，反更泻子而助火，重虚其土，杀人无疑矣。其风木旺证，右关脉洪大，掌中热，腹皮热，岂可以助火泻金？如寒水来乘脾土，其病呕吐腹痛，泻痢青白，益黄散圣药也。

今立一方，先泻火补金，大补其土，是为神治之法。

黄芪汤

黄芪二钱　人参一钱　炙甘草五分

上㕮咀，作一服，水一大盏，煎至半盏，去粗，食远服。加白芍药尤妙。

此三味皆甘温，能补元气；甘能泻火。《内经》云：热淫于内，以甘泻之，以酸收之。白芍药酸寒，寒能泻火，酸味能泻肝，而大补肺金，所补得金土之位，金旺火虚，风木何由而来克土，然后泻风之邪。

夫益黄散、理中丸、养神丸之类，皆治脾胃寒湿大盛，神品之药也，若得脾胃中伏热火，劳役不足之证，及服热药巴豆之类，胃虚而成慢惊之证，用之必伤人命。夫慢惊风者，皆由久泻，脾胃虚而生也，钱氏以羌活膏疗慢惊风误矣。脾虚者，由火邪乘其土位，故曰从后来者为虚邪。火旺能实其木，木旺故来克土，当于心经中以甘温补土之源，更于脾土中泻火以甘寒，更于脾土中补金以酸凉，致脾土中金旺火衰，风木自虚矣。损食多进药愈，前药是也。

益黄散　治胃中风热。

黄芪二钱　陈皮去白　人参已上各一钱　芍药七分
生甘草　熟甘草已上各五分　黄连少许

上为细末，每服二钱，水一盏，煎至五分，食前服。

升阳益血汤　二月间，有一小儿，未满一百日，病腹胀，二日大便一度，瘦弱，身黄色。宜升阳气，滋血益血补血，利大便。

蝎梢二分　神曲末　升麻已上各三分　当归　厚朴已

上一钱　桃仁十个

上都作一服，水一大盏，煎至半盏，去粗，食远热服。

厚肠丸　治小儿失乳，以食饲之，未有食肠[1]，不能克化，或生腹胀，四肢瘦弱，或痢色无常。

厚朴　青皮已上各二分　橘红　半夏　苍术　人参已上各三分　枳实　麦蘖面　神曲末已上各五分

上为极细末，水煮面糊为丸，如麻子大，每服二十丸，温水送下，食前，忌饱食。

补阳汤　时初冬，一小儿二岁，大寒证，明堂青脉，额上青黑，脑后青络高起，舌上白滑。喉鸣而喘，大便微青，耳尖冷，目中常常泪下，仍多眵，胸中不利，卧而多惊，无揞则寒。

黄柏　橘皮　葛根　连翘　蝎梢　炙甘草已上各一分　升麻　黄芪　柴胡已上各二分　当归身　麻黄已上各三分　吴茱萸　生地黄　地龙已上各五分

上哎咀，都作一服，水一大盏半，煎至六分，去疸，乳食后热服。服药之后，添喜笑，精神出，气和顺，乳食旺。

大芜荑汤　一名栀子茯苓汤　治黄疸土色，为热为湿，当小便不利；今反利，知黄色为燥，胃经中大热。发黄脱落，知膀胱与肾俱受土邪，乃大湿热之证。鼻下断作疮者，土逆行，荣气伏火也。能乳者，胃中有热也，寒则食不入。喜食土者，胃不足也。面黑色者，

---

〔1〕　食肠　意谓小儿尚未进过谷食，肠胃不能消化。

为寒为痹。大便青寒；褐色，血黑色，热畜血中；间黄色，肠中有热。治法当滋荣润燥，除寒热，致津液。

防风　黄连已上各一分　黄柏　炙甘草　麻黄不去根节　羌活已上各二分　山栀子仁　柴胡　茯苓已上各三分　当归四分　大芜荑　白术已上各五分

上剉如麻豆大，都作一服，用水一大盏半，煎至六分，去粗，食前稍热服。

塌气退黄汤一名茯苓渗湿汤　治小儿面色痿黄，腹膜胀，食不能下。

白术　柴胡已上各半分　升麻一分　桂枝　麻黄　吴茱萸　厚朴　羌活　草豆蔻　神曲末　苍术　泽泻　白茯苓　猪苓　黄柏　橘红已上各二分　青皮　黄连已上各五分　杏仁二个

上都作一服，水二大盏，煎至一盏，去粗，食前温服。

中满分消丸

枳实　黄连去须　厚朴已上各五分　生姜　姜黄　猪苓已上各一钱　橘皮　甘草　白术已上各一钱五分　砂仁　泽泻　茯苓已上各三钱　半夏四钱　黄芩一两二钱

上为细末，汤浸馇饼为丸，如黍米大，每服三五十丸，温水下。

消痞丸

黄连五钱　黄芩二钱　厚朴七分　姜黄五分　干生姜　人参已上各四分　甘草三分　枳实二分　橘皮一分

上为细末，汤浸餕饼为丸，如黍米大，每服三十丸，随乳下。

瘢疹[1] 论

◆◇◆◇◆◇◆◇◆◇◆◇◆◇

夫瘢疹始出之证，必先见面燥腮赤，目胞亦赤，呵欠烦闷，乍凉乍热，咳嗽嚏喷，足稍冷，多睡惊。

并疮疹之证，或生脓胞，或生小红瘢，或生瘾疹，此三等不同。何故俱显上证而后乃出？盖以上诸证，皆太阳寒水起于右肾之下，煎熬左肾，足太阳膀胱寒水，夹脊逆流，上头下额，逆手太阳丙火，不得传导，逆于面上，故显是证。盖壬癸寒水逆克丙丁热火故也。诸瘢证皆从寒水逆流而作也，医者当知此理，乃敢用药。

夫胞者，一名赤宫，一名丹田，一名命门，主男子藏精施化，妇人系胞有孕，俱为生化之源，非五行也，非水亦非火，此天地之异名也，象坤土之生万物也。夫人之始生也，血海始净，一日、二日，精胜其血，则为男子；三日、四日、五日，血脉已旺，精不胜血，则为女子。二物相搏，长生先身谓之神，又谓之精，道、释二门言之本来面目是也。其子在腹中，十月之间，随母呼吸，呼吸者，阳气也，而生动作，滋益精气神，饥则

---

〔1〕 瘢疹 即痘疮，后世称天花。

食母血，渴则饮母血，儿随日长，皮肉筋骨血脉，形气俱足，十月降生，口中尚有恶血，啼声一发，随吸而下，此恶血复归命门胞中，僻于一隅，伏而不发，直至因内伤乳食，湿热之气下流，合于肾中，二火交攻，致营气不从，逆于肉理，恶血乃发。诸瘢疹皆出于膀胱壬水，其疡后聚肉理，归于阳明。故三番瘢[1]始显之证，皆足太阳壬膀胱克丙小肠，其始出，皆见于面，终归于阳明肉理，热化为脓者也。二火炽甚，反胜寒水，遍身俱出，此皆[2]从足太阳传变中来也。

当外发寒邪，使令消散，内泻二火，不令交攻其中，令湿气上归，复其本位，可一二服立已，仍令小儿以后再无二番瘢出之患，此《内经》之法，览者详之。

消毒救苦散 治瘢证悉俱，消化便令不出，如已出希者，再不生瘢[3]。

防风 羌活 麻黄根 升麻 生地黄 连翘初出者减，出大者加 酒黄柏已上各五分 当归身 黄连已上各三分 川芎 藁本 柴胡 葛根 酒黄芩 生黄芩 苍术已上各二分 细辛 生甘草 白术 陈皮 苏木 红花已上各一分 吴茱萸半分

---

[1] 三番瘢 即前文的或生脓胞，或生小红瘢，或生瘾疹，三等不同的瘢疹。

[2] 此皆 此后原有"出"字，衍文，据《东垣试效方》、《证治准绳·幼科》引东垣文删。

[3] 妇人系胞有孕……再不生瘢 此段文字，底本计二十二行脱漏，据《医统》、《四库全书》本补。

上剉如麻豆大，每服五钱，水二大盏，煎至一盏，去粗，稍热，空心服。

夫瘢疹出者，皆因内伤，必出瘢，营气逆故也，大禁牵牛、巴豆食药，宜以半夏、枳、术、大黄、益智仁之类，去其青泻，止其吐。若耳尖冷，呵欠，睡中惊，嚏喷眼涩，知必出瘢也。

诸大脓泡、小水瘢、瘾疹三色，皆荣气逆而寒覆其表，宜以四味升麻汤中加当归身、连翘，此定法也。如肺成脓瘢，先嗽喘，或气高而喘促，加人参而补元气[1]。少加黄芩以泻伏火。

如心出小红瘢，必先见嗌干惊悸，身热，肌肉肿，脉弦洪，少加黄连。

如命门出瘾疹，必先骨疼身热，其疼痛不敢动摇，少加生地黄，又加黄柏。

诸瘢疹皆为阴证，疮皆因内伤饮食，脾胃不足，荣气逆行，虽大热内炽，阴覆其外，治法如前。

辨小儿瘢证

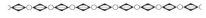

呵欠　嚏喷　睡中发惊或耳尖冷　眼涩　或辨复食口热　或口醋气　奶瓣不消　或腹中痛

---

〔1〕　而补元气　此四字原错于"少加黄芩以泻伏火"文末，据《东垣试效方》乙正。

如癍证少俱，其癍未发，乃与升麻汤三五钱，带热服之，待身表温和，癍疹已显，服药乃止。

如其身凉，其癍未出，辨得是癍证，无问服数，直候身表温和，及癍疮已显，然后乃止，只时时与桔梗汤，宽胸膈，利咽喉。

桔梗汤　如癍已出，只时时与之，快咽喉，宽利胸膈。

桔梗二钱　甘草一钱

上为粗末，每服三钱，水一大盏，煎至六分，去粗，大温，时时服之，不可计服数。

如见伤食证，又见癍证，先与不犯大黄、巴豆药，克化过，再与升麻汤。

如食重伤，前药不能过，再与犯大黄、巴豆药过。

如大便行，当即便与升麻汤服之，恐癍子内陷，已后临时作，罪过。

如癍子已出稠密，身表热，急与下项：

黍黏子汤　如癍子已出稠密，身表热，急与此药服之，防后青干黑陷。

黍黏子炒香　当归身酒洗　炙甘草已上各一钱　柴胡　连翘　黄芪　黄芩已上各一钱五分　地骨皮二钱

上同为粗末，每服二钱，水一大盏，煎至六分，去粗，温服，腹空服药毕，且休与乳食。

麻黄柴胡升麻汤　治小儿寒郁而喘，喉鸣，腹中鸣，腹满，鼻流清涕，脉沉急而数。

麻黄　草豆蔻仁　益智仁已上各一钱五分、吴茱萸　厚朴已上各二分　当归梢　甘草　柴胡　生黄芩已上各一

分　升麻　神曲　苏木已上各半分　全蝎二个　红花少许

上剉如麻豆大，分作二服，水一大盏，煎至七分，稍热食远服。忌风寒，微有汗则效。

方剂索引

一画

一上散　118

二画

丁香茱萸汤　63

丁香胶艾汤　77

七圣丸　102

人参饮子　65

人参补气汤　85

人参益气汤　128

人参益胃汤　110

三画

三黄补血汤　66

三黄枳术丸　14

大芜荑汤　135

上二黄丸　27

上清汤　129

川芎散　53

川羌肉桂汤　68

广茂溃坚汤　19

广大重明汤　36

小黄丸　122

四画

天麻黄芪汤　130

木香人参生姜枳术丸　7

木香干姜枳术丸　8

五苓散　28

太阳经嚏药　122

止衄血法　67

中满分消丸　18，136

中满分消汤　18

内托羌活汤　116

内托黄芪汤　117

升阳去热和血汤　108

升阳汤　96，124

升阳举经汤　81

升阳除湿汤　73，110

升阳柴胡汤　44

升阳益血汤　134

升阳调经汤　111

升麻托里汤　116

升麻补胃汤　107，110

升麻黄连丸　27

乌药汤　77

火郁汤　121

巴豆三棱丸　14

水府丹　77

五画

正气汤　129

甘草石膏汤　32

甘露膏　33

术桂汤　129

龙泉散　112

龙胆饮子　46

龙胆泻肝汤　104

归葵汤　41

四圣散　87

生津甘露汤　32

生津甘露饮子　33

失笑丸　21

白牙散　59

白术丸　14

白术汤　63

白术茯苓汤　85

白术除湿汤　131

白芷升麻汤　117

白芷散　53

瓜蒂散　28

立效散　60，87

半夏白术天麻汤　52，55

半夏枳术丸　26

半夏厚朴汤　19

加味四君子汤　131

加味滋肾丸　45

圣愈汤　118

六画

地龙散　69

芍药柏皮丸　108

芎辛汤　36

百点膏　37

当归六黄汤　126

当归龙胆汤　43

当归龙胆散　60

当归芍药汤　79

当归补血汤　121

当归附子汤　82

当归郁李仁汤　103

当归润燥汤　32

回阳丹　84

朱砂安神丸　120

延胡丁香丸　106

延胡苦楝汤　84

全生活血汤　82

交泰丸　7

安神丸　120

安神汤　55

导气汤　128

导气除燥汤　98

防风饮子　39

红花桃仁汤　103

红豆散　126

七画

麦门冬饮子　65

苍术汤　69

苍术复煎散　71

丽泽通气汤　47

还睛紫金丹　46

扶脾丸　8

连翘散坚汤　112

吴茱萸丸　64

助阳汤　77

助阳和血汤　39

吹云膏　39

彻清膏　53

坐药龙盐膏　83

疗本滋肾丸　45

辛润缓肌汤　32

羌活汤　55

羌活苍术汤　71

羌活退翳丸　43

羌活退翳汤　46

羌活退翳膏　38

羌活清空膏　54

羌活散　57

牢牙地黄散　60

牢牙散　61

诃子皮散　107

补中汤　128

补气升阳和中汤　87

补气汤　54，121

补阳汤　43，135

补肝汤　63，106

补经固真汤　86

补益肾肝丸　122

八画

拈痛汤　70

拨云汤　39

肾疸汤　99

明目细辛汤　38

固真丸　76

固真汤　105

和中丸　8

和中益胃汤　108

和血益气汤　31

净液汤　116

泻血汤　131

泻阴火丸　44

泻荣汤　127

治虫散　58

刷牙散　59

参术汤　9

参归汤　123

细辛散　54，60

九画

草豆蔻丸　14，23

草豆蔻汤　20

草豆蔻散　58

茯苓汤　109

枳术丸　26

面油摩风膏　132

厚肠丸　135

选奇汤　37

复明散　38

保生救苦散　118

胜阴丹　83

独圣散　59，119

独活汤　68

养神汤　55

洗面药　132

活血润燥丸　96

活血通经汤　126

神功丸　61

神圣复气汤　24

神效明目汤　37

神效黄芪汤　40

神验法　62

退臀膏　46

退热汤　130

除湿补气汤　123

除湿益气丸　27

除湿散　27

十画

秦艽白术丸　101

秦艽当归汤　103

秦艽防风汤　102

秦艽苍术汤　101

秦艽羌活汤　102

桂附汤　84

桔梗汤　62，140

破血散疼汤　69

破滞气汤　19

热牙散　58

柴胡丁香汤　84

柴胡升麻汤　121

柴胡连翘汤　115

柴胡调经汤　79

柴胡通经汤　117

柴胡聪耳汤　47

圆明内障升麻汤　40

圆明膏　45

健步丸　130

益阴肾气丸　42

益胃升阳汤　80

益胃散　10

益黄散　134

益智木律散　59

益智和中丸　9

益智和中汤　108

凉血地黄汤　74

酒煮当归丸　75

消肿汤　116

消毒救苦散　138

消积滞集香丸　8

消痞丸　21，136

消痞汤　22

润肠丸　94

润肠汤　96

润燥汤　94

宽中喜食无厌丸　7

兰室秘藏

调卫汤　125

调中益气汤　5

调经补真汤　83

通关丸　98

通幽汤　94

十一画

黄芩利膈丸　122

黄芩黄连汤　41

黄芪白术汤　85

黄芪芍药汤　66

黄芪当归人参汤　78

黄芪当归汤　9

黄芪肉桂柴胡酒煎汤　119

黄芪汤　9，123，133

黄连消痞丸　21

救苦化坚汤　113

救苦汤　41

救脉汤　67

麻黄白术汤　95

麻黄苍术汤　128

麻黄豆蔻丸　25

麻黄茱萸汤　122

麻黄复煎散　69

麻黄桂枝升麻汤　89

麻黄桂枝汤　66

麻黄柴胡升麻汤　140

麻黄散　58

清上泻火汤　54

清肺饮子　98

清空膏　52

清胃散　61

清魂汤　105

清震汤　105

清燥汤　126

十二画

趁痛丸　129

散肿溃坚汤　111

葛花解醒汤　26

葶尘丸　22

椒粉散　105

黍黏子汤　115，140

御寒汤　48

温卫汤　47

温卫补血汤　86

温肾汤　106

温肺汤　48

温经除湿汤　87

缓筋汤　70

十三画

嗜药麻黄散　45

塌气退黄汤　136

槐花散　109

解表升麻汤　130

十四画

碧天丸　36

碧云散　53

蔓荆子汤　41

槟榔丸　8

十五画

增味四物汤　85

蝎梢散　59

熟干地黄丸　42

十六画

橘皮枳术丸　27

方剂索引